Psychotherapie in der Frauenheilkunde

Fortschritte der Psychotherapie
Band 56
Psychotherapie in der Frauenheilkunde
von PD Dr. Judith Alder und Dr. Corinne Urech

Herausgeber der Reihe:
Prof. Dr. Kurt Hahlweg, Prof. Dr. Martin Hautzinger,
Prof. Dr. Jürgen Margraf, Prof. Dr. Winfried Rief,
Prof. Dr. Dietmar Schulte, Prof. Dr. Dieter Vaitl

Begründer der Reihe:
Dietmar Schulte, Klaus Grawe, Kurt Hahlweg, Dieter Vaitl

Psychotherapie in der Frauenheilkunde

von Judith Alder
und Corinne Urech

HOGREFE
GÖTTINGEN · BERN · WIEN · PARIS · OXFORD · PRAG
TORONTO · BOSTON · AMSTERDAM · KOPENHAGEN
STOCKHOLM · FLORENZ · HELSINKI

PD Dr. Judith Alder, geb. 1969. 1988–1994 Studium der Klinischen Psychologie in Basel. 1996–1998 Tätigkeit im Bereich der Psychotherapie-Forschung an der Universität Bern. 1999 Promotion. 1998–2013 Leitende Psychologin an der Frauenklinik des Universitätsspitals Basel. 2008 Habilitation. Privatdozentin an der Universität Basel, Tätigkeit als Dozentin und Supervisorin. Seit 2013 Psychotherapeutin in eigener Praxis in Basel. Arbeits- und Forschungsschwerpunkte: Psychoonkologie, psychosomatische Frauenheilkunde und Sexualmedizin.

Dr. Corinne Urech, geb. 1979. 2001–2006 Studium der Klinischen Psychologie und Psychotherapie in Basel. 2009 Promotion. 2007–2011 Psychotherapeutische Weiterbildung in kognitiver Verhaltenstherapie. Seit 2006 Psychologin und seit 2013 Leitende Psychologin in der Frauenklinik des Universitätsspitals Basel. Arbeits- und Forschungsschwerpunkte: Peripartale psychische Erkrankungen, Psychoonkologie und psychosomatische Frauenheilkunde.

Bibliografische Information der Deutschen Nationalbibliothek

Die Deutsche Nationalbibliothek verzeichnet diese Publikation in der Deutschen Nationalbibliografie; detaillierte bibliografische Daten sind im Internet über http://dnb.dnb.de abrufbar.

Göttingen · Bern · Wien · Paris · Oxford · Prag · Toronto · Boston
Amsterdam · Kopenhagen · Stockholm · Florenz · Helsinki
Merkelstraße 3, 37085 Göttingen

http://www.hogrefe.de

Aktuelle Informationen · Weitere Titel zum Thema · Ergänzende Materialien

---

Satz: ARThür Grafik-Design & Kunst, Weimar
Druck: Media-Print Informationstechnologie GmbH, Paderborn
Printed in Germany
Auf säurefreiem Papier gedruckt

ISBN 978-3-8017-2441-2

Inhaltsverzeichnis

Einleitung

Die Psychosomatik hat in der Gynäkologie und Geburtshilfe eine lange Tradition: Eine der bekannten ersten Ausführungen, die sich spezifisch auf die Verbindung zwischen weiblichem Organismus und psychischen Symptomen bezieht, ist diejenige von Hippokrates und Platon, die die Hysterie als Krankheit der Gebärmutter verstanden. Die Diagnose der Hysterie hatte zudem einen sexualmedizinischen Bezug: Nach der antiken Vorstellung wurde der Feuchtigkeitshaushalt der Frau durch Geschlechtsverkehr und die Versorgung mit Sperma aufrechterhalten. Blieb dieser aus, konnte es dazu kommen, dass die Gebärmutter auf der Suche nach Feuchtigkeit im Körper umherwanderte und sich im Gehirn festsetzte, wo sie die typischen hysterischen Verhaltensweisen auslöste. Im letzten Jahrhundert war die Theoriebildung in der psychosomatischen Gynäkologie und Geburtshilfe psychoanalytisch geprägt, bis sich zunehmend ein Problemverständnis auf der Grundlage des systemisch-interaktionellen biopsychosozialen Modells mit verhaltensmedizinisch orientierter Vorgehensweise durchsetzte.

Psychotherapeuten sind in ihrer Arbeit immer wieder mit Fragen und Problemen der Frauengesundheit konfrontiert: Zentrale Lebensthemen wie Kinderwunsch, Mutterschaft oder das Älterwerden sind häufig auch Fokus in der Psychotherapie jenseits einer psychopathologischen Entwicklung – entweder als expliziter Therapieauftrag oder wenn sich die Lebenssituation einer Patientin, die wegen eines anderen Leidens in Therapie ist, entsprechend verändert. Zudem kann sich die Symptomatik von psychischen Störungen zyklusabhängig manifestieren und sich im Zusammenhang mit anderen Phasen der hormonellen Umstellung (Schwangerschaft, Wechseljahre) verschieden entwickeln.

Das vorliegende Buch greift die vier Themenbereiche *Prämenstruelles Syndrom*, *Ungewollte Kinderlosigkeit*, *Peripartalzeit* und *Klimakterium* heraus. Zu jedem Thema sind die somatischen und psychologischen Grundlagen dargestellt, damit ein umfassendes Problemverständnis aufgebaut werden kann. Im diagnostischen und psychotherapeutischen Prozess ist das Vorgehen, das sich vom störungsspezifischen Vorgehen von psychischen Störungen teilweise unterscheidet, dargestellt.

1 Prämenstruelles Syndrom (PMS) und prämenstruelle dysphorische Störung (PMDS)

1.1 Beschreibung des PMS und der PMDS

Prämenstruelles Syndrom besteht aus körperlichen und psychischen Beschwerden

Die sogenannten „Tage vor den Tagen" oder die Monatsbeschwerden sind ein äußerst komplexes Phänomen von körperlichen und psychischen Beschwerden, welche immer um die Zeit rund um die Monatsblutungen auftreten. Der Zusammenhang zwischen dem seelischen Befinden und dem Menstruationszyklus ist seit langer Zeit bekannt. Bereits Hippokrates beschrieb vor über 2.500 Jahren die monatlichen Stimmungsschwankungen als Folge eines „verhinderten Abflusses des Menstruationsblutes". Während die genauen Ursachen des PMS unvollständig geklärt sind, weiß man aus unzähligen Berichten von Betroffenen vieles über das Erscheinungsbild des PMS. Ein typisches Beispiel schildert die folgende kurze Falldarstellung.

Fallbeispiel:

Eine 26-jährige Patientin stellt sich in der Sprechstunde mit starken Stimmungsschwankungen, Reizbarkeit und großer Anspannung vor. Gleichzeitig sei sie lethargisch, habe keine Energie und könne sich zu nichts mehr richtig aufraffen. Während dieser Zeit noch als Dentalhygienikerin zu arbeiten, falle ihr sehr schwer. Körperlich habe sie starke Krämpfe im Unterbauch, Rückenschmerzen, Brustspannen, einen aufgeblähten Bauch, fühle sich unwohl und unattraktiv. Die Symptome kämen immer ein paar Tage vor der Periode in jedem Monatszyklus. Die Schmerzen, welche auch während der Periode noch anhalten würden, bekämpfe sie mit Paracetamol, was oft aber nicht immer funktioniere. Gegen die anderen Symptome sei sie hingegen machtlos.

1.1.1 Bezeichnung und Definition des PMS und der PMDS

Beschwerden treten regelmäßig vor und während der Monatsblutung auf

Das prämenstruelle Syndrom (lat. prae: vor; menstruus: monatlich) beschreibt einen Sammelbegriff, der für das regelmäßig wiederkehrende Auftreten verschiedener psychisch-emotionaler und körperlicher Beschwerden vor und während der Monatsblutung steht.

Diese Monatsbeschwerden zeichnen sich durch ein vielfältiges Erscheinungsbild aus und zeigen sich bei jeder Frau anders. Besonders geprägt ist das Syndrom durch die depressive Gestimmtheit. Typisches Merkmal aller Symptome ist die zeitliche Abhängigkeit vom Menstruationszyklus (Kessel, 2000). Die Symptome beginnen 4 bis 14 Tage vor dem Einsetzen der Menstruationsblutung bzw. in der letzten Woche der *Lutealphase* und verschwinden beim Einsetzen der Periode *(Follikelphase)* oder spätestens innerhalb der ersten drei Tage danach (Blake, Salkovskis, Gath, Day & Garrod, 1998). Unterschieden werden zwei Syndrome:

PMS als subklinische Form der PMDS

- Das *prämenstruelle Syndrom (PMS):* Bezeichnet einen Symptomkomplex bestehend aus körperlichen und psychischen Beschwerden welche vor dem Einsetzen der Menstruation beginnen und nach Einsetzen der Menstruation wieder abklingen. Das PMS wird bisher nicht als eigenständige psychische Störung eingestuft.
- Die *prämenstruelle dysphorische Störung (PMDS):* Nur dieser Symptomkomplex aus besonders ausgeprägten prämenstruellen Beschwerden wird als eigenständige psychische Störung anerkannt. Beim Vorliegen einer PMDS (oder Englisch „Premenstrual Dysphoric Disorder", PMDD) besteht die Indikation einer Behandlung (Vigod, Ross & Steiner, 2009).

Merke: Menstruationszyklus

Der weibliche Menstruationszyklus dauert durchschnittlich 28 Tage, wobei Schwankungen von ±3 Tagen als normal gelten. Ein Zyklus beginnt mit dem 1. Tag der Menstruationsblutung und endet mit dem Tag vor dem Einsetzen

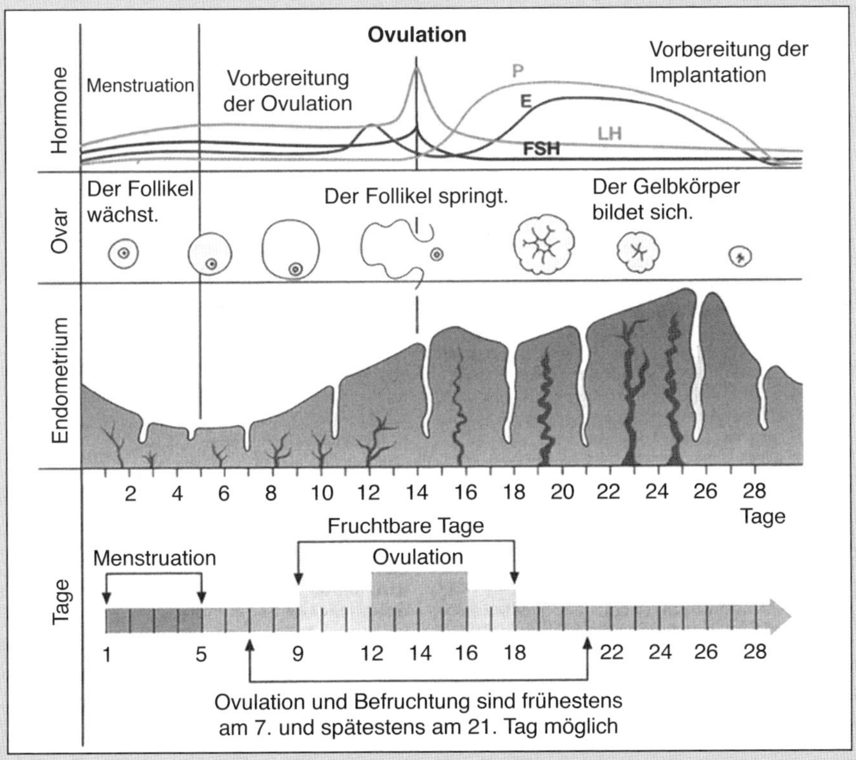

Abbildung 1: Der weibliche Menstruationszyklus (aus Haeberle, 2005, dtv-Atlas Sexualität, Grafiken von Jörg Mair. © 2005 Deutscher Taschenbuch Verlag, München)

der nächsten Blutung. Der Zyklus teilt sich in zwei Phasen: Die Follikelreifungs- und Lutealphase (1. bis 14. Tag und 15. bis 28. Tag), der Eisprung erfolgt ungefähr am 14. bis 15. Tag. Die Hormone der Hypothalamus-Hypophysen-Gonaden-Achse (HHGA) stehen während diesen Phasen in Beziehung miteinander und bilden einen Regelkreislauf mit positiver und negativer Rückkoppelung.

1.1.2 Symptomatik des PMS und der PMDS

Unterschiedliche Kombination, Ausmaß und Schweregrad der einzelnen Symptome möglich

Die somatischen und psychischen Symptome des PMS und der PMDS können in verschiedener Kombination und unterschiedlichem Schweregrad auftreten. Es wird eine Vielzahl an Symptomen genannt, wobei die häufigsten in Tabelle 1 dargestellt werden.

Tabelle 1: Körperliche und psychische Symptome des PMS/der PMDS

Körperliche Symptome	Psychische Symptome
– Müdigkeit, Erschöpfung – Heißhunger oder Appetitlosigkeit – Völlegefühl – Schlafprobleme – Anschwellen der Brüste (Mastodynie: Schmerzhafte Spannungen) – Symptome durch Wassereinlagerungen (z. B. Gewichtszunahme, Anschwellen der Extremitäten, Aufgeblähtheit) – Schmerzen (Rücken-, Kopf- oder Muskelschmerzen) – Unterleibskrämpfe – Hautveränderungen – Erhöhte Sensibilität auf Reize (Licht, Berührungen, Lärm, etc.)	– Stimmungsschwankungen – Depressivität – Angst – Anspannung – Antriebslosigkeit, Interesseverlust – Reizbarkeit, herabgesetzte Stresstoleranz – Aggressivität – Weinerlichkeit – Unwohlsein – Vermindertes Selbstwertgefühl – Dysfunktionale Kognitionen – Überforderungsgefühle, Verunsicherung – Konzentrationsprobleme – Verminderte Leistungsfähigkeit – In schweren Fällen: psychotische Symptome

1.1.3 Klassifikation des PMS und der PMDS

Prämenstruelles Syndrom (PMS). Für die ICD-10-Diagnose des PMS wird die Codierung N94.3 „Prämenstruelle Beschwerden“ im Kapitel N94.– „Schmerz und andere Zustände im Zusammenhang mit den weiblichen Genitalorganen und dem Menstruationszyklus“ verwendet. Dabei gilt das Auftreten eines prämenstruellen körperlichen oder psychischen Symptoms als hinreichend für die Vergabe der PMS-Diagnose. Gleichzeitig stellt das PMS die subklinische Form der PMDS dar. PMS ist zwar keine eigentliche Diagnose, wird aber im DSM-5 dann vergeben, wenn die Kriterien für eine PMDS nicht vollständig erfüllt sind (siehe Differenzialdiagnose). Die ungenaue Definition der diagnostischen Kriterien führt u. a. zu großen Unterschieden bei den Prävalenzangaben sowie der Unterdiagnostizierung und Unterversorgung von Betroffenen.

Prämenstruelle dysphorische Störung (PMDS). Die prämenstruelle dysphorische Störung wurde erstmals im DSM-III-R als LLPDD (late luteal phase dysphoric disorder) eingestuft, bevor es im DSM-IV und DSM-IV-TR in der Störungsgruppe der affektiven Störungen („nicht näher bezeichnete depressive Störung") mit dem heute gebräuchlichen Begriff PMDS anhand von Forschungskriterien klassifiziert wurde. Im DSM-5 wurde die PMDS zudem in den Hauptteil des Diagnosemanuals integriert (vgl. Kasten). Als Hauptsymptome gelten die deutliche depressive Verstimmung, heftige Angst, ausgeprägte affektive Labilität und verringertes Interesse an Aktivitäten. Die Kriterien, vor allem das Bestehen von mindestens fünf schwer ausgeprägten und beeinträchtigenden Symptomen, werden allgemein als sehr eng gefasst und restriktiv gesehen. Es wird befürchtet, dass nur wenige Frauen mit prämenstruellen Symptomen alle notwendigen Kriterien erfüllen, obwohl eine große Anzahl der Betroffenen nach Behandlungsmöglichkeiten für ihre Symptome suchen oder sogar Medikamente einnehmen.

PMDS ab DSM-IV eigenständige psychische Störung

Diagnostische Kriterien für die Prämenstruelle Dysphorische Störung nach DSM-5, 625.4 (Abdruck erfolgt mit Genehmigung aus der deutschen Ausgabe des *Diagnostic and Statistical Manual of Mental Disorders, Fifth Edition* © 2013, Dt. Ausgabe: © 2015, American Psychiatric Association. Alle Rechte vorbehalten)

A. Während der Mehrzahl der Menstruationszyklen treten in der letzten Woche vor Beginn der Menses (letzte Woche der Lutealphase) mindestens fünf Symptome (aus B und C) auf, die sich innerhalb weniger Tage nach Beginn der Menses (Follikelphase) *bessern* und in der Woche nach der Menses nahezu oder gänzlich remittieren.

B. Eines (oder mehrere) der folgenden Symptome sind vorhanden:
   1) Deutliche Affektlabilität (z. B. Stimmungsschwankungen, sich plötzlich traurig fühlen, weinen, gesteigerte Empfindlichkeit gegenüber Zurückweisung).
   2) Deutliche Reizbarkeit oder Wut oder vermehrte zwischenmenschliche Konflikte.
   3) Deutliche depressive Verstimmung, Gefühle der Hoffnungslosigkeit oder selbstherabsetzende Gedanken.
   4) Deutliche Angst, Anspannung und/oder Gefühle der Gereiztheit und Nervosität.

C. Zusätzlich sind eines (oder mehrere) der folgenden Symptome vorhanden. In Kombination mit Symptomen aus Kriterium B müssen insgesamt *fünf* Symptome vorliegen.
   1) Verringertes Interesse an üblichen Aktivitäten (z. B. Arbeit, Schule, Freunde, Hobbys).
   2) Gefühl, sich nicht konzentrieren zu können.
   3) Lethargie, leichte Ermüdbarkeit oder deutlicher Energieverlust.
   4) Deutliche Veränderungen des Appetits, Überessen oder ein Verlangen nach bestimmten Lebensmitteln.
   5) Schlaflosigkeit oder vermehrter Schlaf.
   6) Gefühl des Überwältigtseins oder von Kontrollverlust.
   7) Körperliche Symptome wie Brustempfindlichkeit oder -schwellung, Gelenk- oder Muskelschmerzen, sich „aufgedunsen" fühlen, Gewichtszunahme.

Beachte: Die Symptome der Kriterien A bis C müssen während der meisten Menstruationszyklen des vorangegangenen Jahres aufgetreten sein.

D. Die Symptome gehen mit klinisch relevantem Leiden oder Beeinträchtigung der Arbeits- oder Schulleistung oder gewöhnlichen sozialen Aktivitäten und Beziehungen zu anderen einher (z. B. Vermeidung sozialer Aktivitäten, herabgesetzte Produktivität und Effektivität bei der Arbeit, in der Schule oder zu Hause).

E. Das Störungsbild stellt nicht nur eine Exazerbation der Symptome einer anderen Störung dar, wie z. B. einer Major Depression, Panikstörung, Dysthymen Störung oder einer Persönlichkeitsstörung (obwohl es mit jeder der genannten Störungen gleichzeitig auftreten kann).

F. Kriterium A muss durch prospektive tägliche Einschätzungen während mindestens zwei symptomatischer Zyklen bestätigt werden. (**Beachte:** Die Diagnose kann als vorläufige Verdachtsdiagnose vor Bestätigung durch die Aufzeichnungen gestellt werden.)

G. Die Symptome sind nicht Folge der physiologischen Wirkung einer Substanz (z. B. Substanz mit Missbrauchspotenzial, Medikament, andere Behandlung) oder eines medizinischen Krankheitsfaktors (z. B. Hyperthyreose).

1.1.4 Epidemiologie

Die meisten Frauen (75 bis 97 %) geben an, in den Tagen vor und manchmal auch während der ersten Tage der Menstruation leichtere und vereinzelte prämenstruelle Beschwerden wie Stimmungsschwankungen, Spannungsgefühlen in den Brüsten, Bauchschmerzen oder generelles Unwohlsein zu erleben. So berichten beispielsweise Tschudin und Kollegen (2010), dass 91 % von fast 4000 befragten Frauen unter mindestens einem prämenstruellen Symptom leiden. Zudem hatten 10.3 % ein PMS und 3.1 % erfüllten die Kriterien einer PMDS.

3–8 % der Frauen erfüllen die Kriterien einer PMDS

Allgemein geht man davon aus, dass ca. 10 bis 30 % aller Frauen unter PMS mit mäßig ausgeprägter Symptomatik leiden. Die Prävalenzzahlen für die PMDS variieren zwischen 3 bis 8 % (Tschudin et al., 2010; Wittchen, Becker, Lieb & Krause, 2002).

1.1.5 Verlauf und Prognose

Es gibt nur wenige Studien zum Verlauf und der Stabilität der Symptome. Insgesamt können PMS/PMDS in jedem Alter mit bestehender Menstruation einsetzen, wobei der Beginn am häufigsten zwischen 15 und 25 Jahren liegt. Die Symptomatik ist zudem zwischen 25 und 35 Jahren am stärksten ausgeprägt und remittiert mit dem Einsetzen der Menopause.

Unbehandelt zeigen sich das PMS und die PMDS als stabile, chronische und sich mit zunehmendem Alter verschlechternde Zustände. Die prämenstruellen Beschwerden treten in den meisten Zyklen auf, können in ihrer Intensität aber stark variieren.

1.1.6 Differenzialdiagnose

Vor allem bei den depressiven Erkrankungen, aber auch bei anderen psychischen Störungen tritt nicht selten eine Symptomverschlechterung vor dem Beginn der Menstruation auf. Der Unterschied zum PMS bzw. der PMDS

Besonders zu beachten sind menstruationsbedingte Exazerbationen bei anderen psychischen und medizinischen Erkrankungen

Tabelle 2: Differenzialdiagnose des PMS und der PMDS

Psychische Störungen (u. U. mit prämenstrueller Exazerbation)	**Medizinische Erkrankungen** (u. U. mit menstruationsbedingter Exazerbation)
– Affektive Störungen (Major Depression, Bipolare Störung, chronische Depression, Dysthymie) – Angststörungen (GAS und Panikstörung) – Somatoforme Störungen – Bulimia Nervosa – Störungen durch Substanzgebrauch – ADHS – Persönlichkeitsstörungen	– Endometriose – Perimenopausale Symptome – Migräne – Allergien – Anfallsleiden (Epilepsie) – Schilddrüsen- oder andere endokrine Störungen – Autoimmunerkrankungen – Systemischer Lupus erythematodes

liegt aber darin, dass die Symptome während und nach der Menstruation bestehen bleiben. Für die Diagnosestellung der PMDS soll zudem ein Anstieg der selbsteingeschätzten Schwere der Symptomatik um mindestens 30 % vorliegen. PMS und PMDS müssen deshalb von den in Tabelle 2 aufgelisteten psychischen Störungen, welche eine prämenstruelle Exazerbation entwickeln können, abgegrenzt werden.

Auch bei medizinischen Erkrankungen können vor Beginn der Menstruation depressive Verstimmungen, Müdigkeit oder andere Symptome des/der PMS/PMDS auftreten. Aufgrund der Krankheitsgeschichte, Laborbefunde und körperlichen Untersuchungen sollten die in Tabelle 2 genannten Krankheiten abgegrenzt werden.

1.1.7 Komorbiditäten

Hohe Komorbidität mit affektiven und Angststörungen

PMS und PMDS zeigen hohe Komorbiditätsraten mit anderen psychischen Störungen (Forrester-Knauss, Zemp Stutz, Weiss & Tschudin, 2011; Yonkers, O'Brien & Eriksson, 2008), besonders mit affektiven Störungen und Angststörungen. Wittchen und Kollegen (2002) berichten beispielsweise, dass nur bei 26.5 % der Frauen mit einer PMDS keine andere psychische Störung vorlag. 47.4 % litten zusätzlich an einer Angststörung, 22.9 % an einer affektiven Störung und 28.4 % an einer somatoformen Störung. Auch für Nikotinabhängigkeit und das Vorliegen einer PTBS wurden hohe Odds Ratios beschrieben.

Die hohen Komorbiditätsraten könnten aber auch ein Ergebnis der Symptomüberlappungen zwischen affektiven Störungen/Angststörungen und PMS/PMDS sein. Eine gute Differenzierung zwischen den verschiedenen Symptomen und Störungsbildern ist deshalb von größter Wichtigkeit (siehe auch Kapitel 1.1.6).

1.2 Störungstheorien und Modelle zum PMS und zur PMDS

Wie bei anderen psychischen Beschwerden handelt es sich beim PMS und der PMDS um ein komplexes, multifaktorielles Geschehen, welches durch eine Kombination von biologischen und psychosozialen Komponenten entsteht und aufrechterhalten wird. Über die spezifischen Mechanismen der einzelnen Komponenten besteht bis anhin aber noch wenig Klarheit. Zudem gibt es eine Vielzahl an umstrittenen und wenig evidenzbasierten Theorien.

Biologische Prädisposition

Es werden endokrine und neuroendokrine sowie biopsychosoziale Erklärungsansätze unterschieden:

- *Endokrine Theorien im Zusammenhang mit Sexualsteroiden.* Das prominenteste Charakteristikum prämenstrueller Symptome ist die Zyklusabhängigkeit. Die Annahme, dass ein *Ungleichgewicht der gonadalen Hormone* bei der Pathophysiologie eine Rolle spielen könnte, ist deshalb naheliegend. So wurde vor allem ein Hormonüberschuss bzw. -mangel oder ein gestörtes Konzentrationsverhältnis der Hormone Progesteron, Östrogen, Testosteron, Prolaktin und E2-Prostaglandin untersucht, was jedoch nicht bestätigt werden konnte. Heute wird vielmehr angenommen, dass das Krankheitsbild nicht mit einer Veränderung des hormonellen Milieus einhergeht, sondern mit einer übermäßigen *Empfindlichkeit* auf die natürlichen hormonellen Schwankungen in den Östradiol- und Progesteronkonzentrationen oder mit einer gestörten Interaktion zwischen den Steroiden zusammenhängen könnte (Yonkers et al., 2008). Dabei scheint die übermäßige Empfindlichkeit multifaktoriell bedingt zu sein, zu einem großen Teil wird ihr aber eine genetische Komponente zugeschrieben (Huo et al., 2007).

Übermäßige Empfindlichkeit auf natürliche hormonelle Schwankungen

- *Neuroendokrine Theorien.* Stimmungs- und Verhaltenssymptome gelten als Kernsymptome des PMS und der PMDS. Eine Veränderung der Neurotransmittersensitivität (Serotonin, Noradrenalin, GABA (Gamma-Amino-Buttersäure), Allopregnanolon und Endorphine) wird deshalb als Hauptkomponente der Ätiologiefaktoren angenommen (Halbreich, 2003; Pearlstein & Steiner, 2008). Vor allem dem Neurotransmitter *Serotonin* mit seiner antidepressiven und anxiolytischen Wirkung wird eine wichtige Rolle bei der Stimmungs- und Aggressionsregulation und möglicherweise auch in seiner modulierenden Funktion auf die gonadalen Hormone zugewiesen. Die Evidenz dieser Theorie wird u. a. durch die Wirksamkeit der SSRI's zur Reduktion der prämenstruellen Symptome gestützt. Auch der Neurotransmitter *GABA* wird stark mit PMS/PMDS in Verbindung gebracht. Zudem bestehen zwischen GABAergen und serotonergen Neuronen wichtige Interaktionen.

Veränderung der Neurotransmittersensitivität als Hauptkomponente der Ätiologiefaktoren

- *Biopsychosoziale Theorie.* Bancroft postulierte 1995 eine biopsychosoziale Theorie zur Ätiologie des PMS (Bancroft, 1995). Das sogenannte *„Three factor model"* setzt sich aus dem Menstruations-, dem Zeit- und dem Vulnerabilitätsfaktor zusammen und beschreibt, dass sowohl menstruationsbedingte Veränderungen (Menstruationsfaktor) als auch die individuellen menstruationszyklischen Variabilitäten in gewissen ZNS-Funktionen (Zeitfaktor) einen Einfluss auf die Stimmung und das Wohlbefinden der Patientin haben können. Der dritte wichtige Faktor (Vulnerabilitätsfaktor) beinhaltet u. a. kognitive Verarbeitungsstrategien (z. B. negativer Attributionsstil), wahrgenommener Stress oder psychische Störungen in der Vorgeschichte, welche zur Entstehung und Aufrechterhaltung des PMS beitragen können. Ausgehend von den biopsychosozialen Theorien wurde, nebst den rein biologischen Faktoren, mögliche prädisponierende biopsychosoziale Faktoren untersucht.

Biopsychosoziale Prädisposition

Frauen mit einem PMS haben ein höheres Risiko, eine Major Depression zu entwickeln (Halbreich, Borenstein, Pearlstein & Kahn, 2003). Eine starke Assoziation wurde auch zwischen der PMDS und der *postpartalen* und *perimenopausalen Depression* gefunden (Pearlstein et al., 1990; Richards, Rubinow, Daly & Schmidt, 2006, vgl. Tabelle 3).

Tabelle 3: Prädisponierende Faktoren für PMS/PMDS (Forrester-Knauss et al., 2011; Halbreich, 2003)

Prädisponierende Faktoren	Zusammenhänge mit PMS/PMDS
Genetische Komponenten	Höhere Auftretenswahrscheinlichkeit je näher Verwandtschaftsgrad
Major Depression (MD) in der Vorgeschichte	30 bis 80 % der Frauen mit PMS/PMDS hatten eine MD in der Vorgeschichte
Psychische Störungen in der Familienanamnese	Angststörungen und Depressionen in Familienanamnese erhöhen Auftretenswahrscheinlichkeit

Psychische und psychosoziale Faktoren

Lebensumstände, Stress, traumatische Erlebnisse und wenig soziale Unterstützung als beeinflussende Faktoren für prämenstruelle Symptome

Umweltbedingungen wie aktuelle Lebensumstände, Stress (und inwiefern dieser wahrgenommen und beurteilt wird), traumatische Erlebnisse und ein Mangel an sozialer Unterstützung können die Manifestation und Schwere der prämenstruellen Symptome beeinflussen (Krantz & Ostergren, 2000; Perkonigg, Yonkers, Pfister, Lieb & Wittchen, 2004). Im klinischen Alltag wird auch beobachtet, dass die Symptome stärker bei aktuell vorliegendem Alltagsstress oder Stress bei der Arbeit erlebt werden. Ebenfalls werden das Erscheinungsbild und die Aufrechterhaltung des/der PMS/PMDS durch *intrapersonelle Faktoren* bestimmt. Dazu gehören die Wahrnehmung und Bewertung von prämenstruellen Symptomen, aber auch individuelle Verarbeitungsstile und Copingstrategien bis hin zu Resilienz- und Persönlichkeitsfaktoren (Halbreich, 2003).

Soziodemografische und Lebensstilfaktoren

Aktuelles oder früheres Rauchverhalten sowie ein hoher Body-Mass-Index gelten als Risikofaktoren für die Entstehung prämenstrueller Symptome. Bei den soziodemografischen Faktoren zeigt sich tendenziell ein erhöhtes PMS/PMDS-Risiko bei höherem Alter, niedrigerer Ausbildung und Arbeitslosigkeit, die Ergebnisse sind aber uneinheitlich (Potter, Bouyer, Trussell & Moreau, 2009; Tschudin et al., 2010).

Soziokulturelle Faktoren

Das PMS scheint in allen Kulturen zu existieren, die Prävalenzraten und die Symptomkombinationen unterscheiden sich aber zwischen einzelnen Kulturen. Soziokulturelle Unterschiede bezüglich Vulnerabilitäten und auch Symptomwahrnehmung oder Bewertung der prämenstruellen Symptome zwischen verschiedenen Ethnizitäten könnten hier eine Rolle spielen (van den Akker, Eves, Service & Lennon, 1995).

Psychobiologisches Bedingungsmodell des PMS/der PMDS

Zusammengefasst kann das Störungsmodell als biopsychosoziales Geschehen erklärt werden (vgl. Abbildung 2). Dabei bildet eine gestörte und durch den Menstruationszyklus ausgelöste Neurotransmitterdysregulation die biologische Grundlage. Zudem scheinen eine übermäßige Empfindlichkeit für die natürlichen Schwankungen des Hormonstoffwechsels des Menstruationszyklus und biopsychosoziale Prädispositionen eine Rolle zu spielen. Es kommt zu einem Kreislauf, in dem sich mehrere psychologische Mechanismen gegenseitig verstärken (positive Rückkoppelung). Dieser Kreislauf wird durch internale und externale Faktoren verstärkt, was zu einem zunehmenden Leidensdruck und Beeinträchtigungen in intra- oder interpersonellen oder anderen Lebensbereichen führen kann. Im abgebildeten psychobiologischen Bedingungsmodell für das PMS/die PMDS (vgl. Abbildung 2) wird die komplexe Interaktion zwischen den verschiedenen Faktoren verdeutlicht. Das Modell soll dazu dienen, ein für die Patientin individualisiertes Störungsmodell zu erstellen. Gleichzeitig gibt es einen Hinweis darauf, wo psychologische und medizinische Behandlungsmaßnahmen ansetzen können.

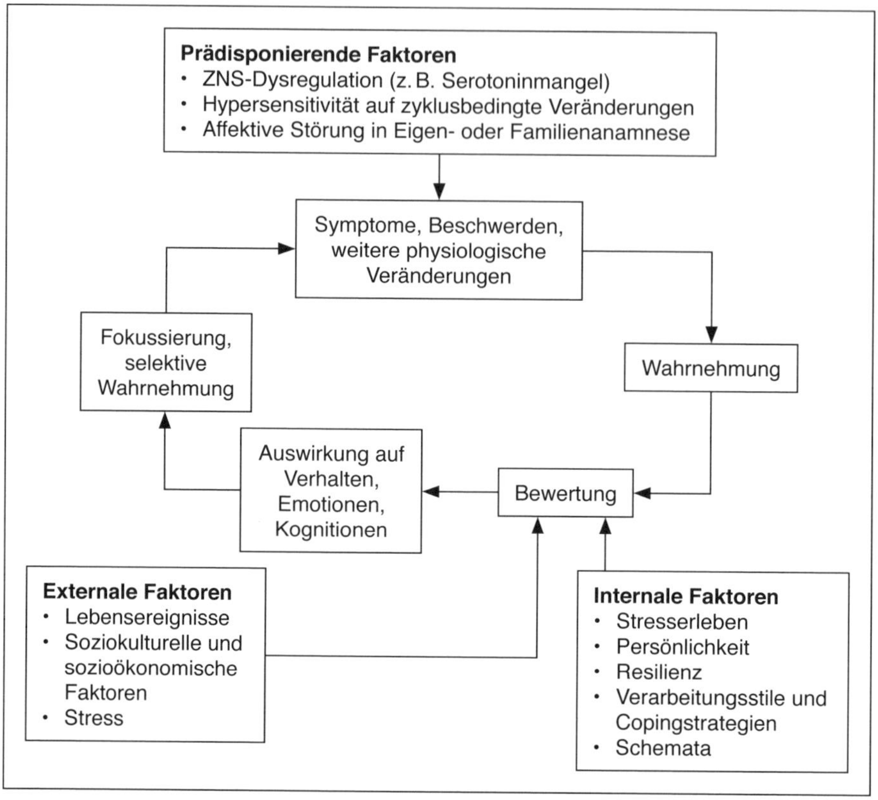

Abbildung 2: Psychobiologisches Bedingungsmodell des PMS/der PMDS

1.3 Diagnostik und Indikation

1.3.1 Problemübergreifende Diagnostik

Im Folgenden wird ein standardisiertes Interview vorgestellt, welches bei der Diagnostik aller vier in diesem Buch beschrieben Problembereiche eingesetzt werden kann. Zusätzlich werden ausgewählte Selbstbeurteilungsinstrumente (vgl. Tabelle 4) dargestellt und für die jeweilige diagnostische Abklärung empfohlen.

Das Composite International Diagnostic Interview der Weltgesundheitsorganisation (Kessler & Ustün, 2004) wurde um Zusatzmodule zur Erfassung von psychischen Störungen bei Frauen ergänzt und liegt in englischer und deutscher Sprache vor (CIDI-V, Martini, Wittchen, Soares, Rieder & Steiner, 2009b). Durch das CIDI-V können klinisch relevante Informationen zur gynäkologischen Anamnese standardisiert erhoben werden. Weiterhin werden bei der Erfassung jeder psychischen Störung (ICD-10/DSM-IV) zusätzlich Fragen zum Verlauf der Symptome während der angegebenen reproduktiven Phasen und in der Perimenopause gestellt. Das CIDI-V enthält, ergänzend zu herkömmlichen standardisierten Diagnoseinterviews, eine Anamnese zum Menstruationszyklus, Zyklusstörungen und prämenstruellen Beschwerden, zu Verhütungsmitteln, zu gynäkologischen Operationen, Hormontherapien und die Erfassung von perimenopausalen körperlichen und psychischen Beschwerden sowie eine Anamnese zu bisherigen oder aktuellen Schwangerschaften (vgl. auch die Karte „Zusatzfragen für die Diagnostik von psychischen Störungen bei Frauen“ am Ende des Buches).

Tabelle 4: Störungsübergreifende Selbstbeurteilungsinstrumente

Name	Autor	Beschreibung	Anzahl Items
BDI	Becks Depressions Inventar (Hautzinger, Bailer, Worrall & Keller, 2000)	Der BDI erfasst die Schwere der depressiven Symptomatik.	21 Items
FSFI	Female Sexual Function Index (Berner, Kriston, Zahradnik, Harter & Rohde, 2004)	Der FSFI erfasst weibliche Erregungs- und Orgasmusstörungen sowie Libidoprobleme.	19 Items
PSS	Perceived Stress Scale (Cohen, Kamarck & Mermelstein, 1983)	Der Fragebogen zum subjektiv wahrgenommenen Stress misst wie belastend oder stressig Ereignisse beurteilt werden.	14 Items
PFB	Partnerschaftsfragebogen (Hahlweg, 1996)	Der PFB ist Teil des Manuals „Fragebogen zur Partnerschaftsdiagnostik“ und dient zur Bestimmung der partnerschaftlichen Qualität.	31 Items
Brief Cope	Fragebogen zur Erfassung von Bewältigungsstrategien (deutsche Version von Knoll, Rieckmann & Schwarzer, 2005)	Der Brief Cope erfasst Bewältigungsstrategien in 14 unterschiedlichen Dimensionen: Ablenkung, aktive Bewältigung, Verleugnung, Alkohol und Drogen, emotionale Unterstützung, Verhaltensrückzug, Ausleben von Emotionen, instrumentelle Unterstützung, positive Umdeutung, Selbstbeschuldigung, Planung, Humor, Akzeptanz und Religion.	28 Items
F-SozU	Fragebogen zur sozialen Unterstützung (Fydrich, Sommer & Brähler, 2007)	Der F-SozU erfasst die subjektive Überzeugung, im Bedarfsfall Unterstützung aus dem sozialen Umfeld zu erhalten sowie auf deren Ressourcen zurückgreifen zu können.	54 Items

1.3.2 Diagnostik und Indikation beim PMS/ bei der PMDS

Die Diagnostik beinhaltet eine sorgfältige medizinische und psychologische Anamnese, welche durch Selbstbeurteilungsfragebögen ergänzt und durch die prospektive Bestätigung der DSM-5-Kriterien der PMDS durch eine tägliche Selbsteinschätzung abgerundet wird (vgl. Tabelle 5).

Tabelle 5: Diagnostischer Prozess

Anamnese zum PMS/zur PMDS	– Art der Beschwerden (psychische, körperliche und Verhaltenssymptome) – Beginn, Dauer, Zyklizität – Beeinflussende Faktoren – Bisherige Therapie- und Lösungsversuche – Beeinträchtigung durch Beschwerden
Psychologische Anamnese	– Eigen- und Familienanamnese zu psychischen Störungen in der Vorgeschichte – Lebensumstände: Partnerschaft, Familie, Arbeit – Ernährung und Suchtverhalten – Aktuelle Stressoren – Ressourcen, Bewältigungsstrategien
Medizinische Anamnese	– Medizinische Erkrankungen (gynäkologische, endokrine oder internistische Leiden) – Medikamente oder Verwendung von hormonellen Kontrazeptiva
Gynäkologische Untersuchung	– Körperliche Untersuchung – Ggf. Laboruntersuchung
Selbstbeurteilungsinstrumente und Symptomtagebuch	– PMTS-O, PMTS-SR, VAS-PmS (Bergant et al., 2004) – Screening-Instrument für prämenstruelle Symptome (SIPS) (Bentz et al., 2012) – PMS-Fragebogen (Ditzen et al., 2011) – Symptomtagebuch täglich während zwei aufeinanderfolgenden Zyklen

1.3.3 Diagnostischer Prozess

Allgemeine, psychologische und medizinische Anamnese beim PMS/bei der PMDS

Besonders zu beachten ist die Zyklizität der Symptome

Bei der Anamnese soll die aktuelle Symptomatik eingeschätzt und die Symptome sollen in körperliche, psychische und Verhaltenssymptome kategorisiert werden. Der Fokus ist dabei auf die Zyklizität anhand des Beginns, der Dauer und dem Abklingen der prämenstruellen Beschwerden zu legen. Im Weiteren sollten medizinische und psychische Risikofaktoren in der persönlichen und familiären Vorgeschichte sowie begleitende medizinische oder psychische Erkrankungen eruiert werden.

Ebenfalls gehören in die Anamnese die Erfragung der aktuellen Lebensumstände sowie die Erfassung von aktuellen Stressoren oder Lebensereignissen. Diesbezüglich sollten auch „gesunde Lebensbereiche", Ressourcen und Bewältigungsstrategien erhoben werden.

Als letzter Punkt sollte die Einnahme von Medikamenten (z. B. Pharmaka mit möglichen psychischen Nebenwirkungen wie Antihypertensiva, Sedativa, Analgetika, Kortikosteroide, Bronchodilatatoren, Antazida) inklusive Ovulationshemmer, die aktuelle Verhütungsmethode und das Gesundheitsverhalten erfragt werden. Zu letzterem gehören unter anderem Ernährungsgewohnheiten (z. B. Konsum von Kaffee, Alkohol, Ernährungszusätzen), Suchtverhalten sowie Sport- und Freizeitaktivitäten.

Gynäkologische Untersuchung

Eine gynäkologische Untersuchung sollte die psychologische Diagnostik ergänzen. Folgende Bereiche sollten durch den Arzt abgeklärt werden:

- Brustuntersuchung (aufgrund der häufig auftretenden Mastodynie),
- Ggf. Laboruntersuchung zur Überprüfung der Schilddrüsenfunktion,
- Klinische Untersuchung und Sonografie (u. a. Ausschluss einer Endometriose).

Selbstbeurteilungsfragebögen und Symptomtagebuch

Im diagnostischen Prozess können verschiedene Selbstbeurteilungsinstrumente zum Einsatz kommen:

- *PMS-Fragebogen* (Ditzen et al., 2011): Der revidierte PMS-Fragebogen dient als Instrument zur DSM-IV-TR basierten Erfassung prämenstrueller Symptome und kann als Tagebuchvorlage für prospektive PMDS-Diagnostik sowie auch für Prävalenzeinschätzungen benutzt werden. Er kann in zwei unterschiedlichen Versionen (PMS im Allgemeinen und im Moment) mit je 30 Items ausgefüllt werden (vgl. Anhang auf Seite 113).
- *Screening-Instrument für prämenstruelle Symptome (SIPS)* (Bentz, Steiner & Meinlschmidt, 2012; Steiner, Macdougall & Brown, 2003): Ein Screeninginstrument mit 14 Items zur Erfassung von behandlungsbedürftigen prämenstruellen Symptomen.
- *Premenstrual Tension Syndrome Observer Scale (PMTS-O Skala), Premenstrual Tension Syndrome Self-Rating Scale (PMTS-SR Skala), Visuelle Analogskala für prämenstruelle Störungen (VAS-PmS)* (Bergant et al., 2004): Drei eng korrelierende Instrumente um schwere prämenstruelle Störungen zu erfassen. Die Fremd- mit 10 Items und die Selbstbeurteilungsskala mit 36 Items sowie die visuelle Analogskala dienen zur Einschätzung der Beschwerdeintensität.

Symptomtagebuch. Die Art, Stärke und das zeitliche Muster der prämenstruellen Symptome soll über mindestens zwei aufeinanderfolgende Monate täglich in einem Symptomtagebuch (vgl. Anhang auf Seite 116) eingeschätzt werden (DSM-5, Kriterium F). Diese Einschätzung muss durch die Patientin selbst oder in Zusammenarbeit mit einer mit ihr lebenden Person durchgeführt werden. Empfehlenswert ist, das Symptomtagebuch nicht nur während der Diagnostik-, sondern auch während der Therapiephase zu führen.

1.3.4 Indikation zur und Ziele der Behandlung des PMS/der PMDS

Beeinträchtigung als Hauptindikation für Behandlung

PMS und vor allem die PMDS können eine signifikante Belastung bezüglich familiärer, partnerschaftlicher oder freundschaftlicher Beziehungen, der Arbeit und sozialer Aktivitäten verursachen. Deshalb gilt, sobald eines oder mehrere der prämenstruellen Symptome ein klinisch bedeutsames Leiden oder Beeinträchtigungen verursacht, ist die Indikation zur Behandlung gegeben (Freeman, 2003). Da es sich zudem um chronische Erkrankungen handelt, welche ohne Behandlung mit großer Wahrscheinlichkeit erst beim

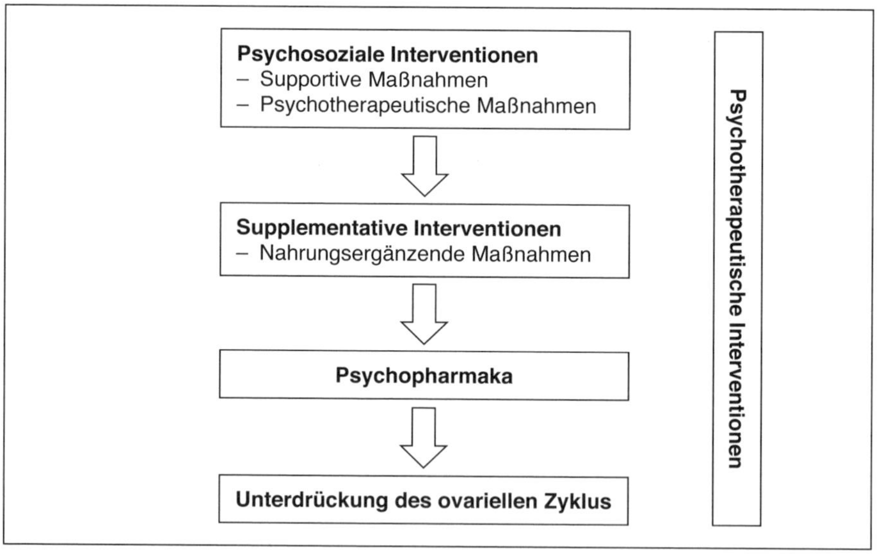

Abbildung 3: Stufenkonzept zur Behandlung des PMS/der PMDS (adaptiert nach Tschudin, 2005)

Einsetzen der Menopause abklingen, sollen PMS und PMDS frühzeitig erkannt und zielgerichtet behandelt werden.

Das übergeordnete Ziel der Therapie ist, die wahrgenommene Beeinträchtigung und das subjektive Leiden durch die prämenstruellen Symptome zu reduzieren. Empfohlen wird ein stufenweises Behandlungskonzept mit begleitenden psychotherapeutischen Maßnahmen (vgl. Abbildung 3), welches an die spezifischen Bedürfnisse der Patientin angepasst werden kann. Auf erster Stufe kann mit verschiedenen supportiven oder nahrungsergänzenden Maßnahmen interveniert werden, bevor auf medizinischer Ebene mit einer Pharmakotherapie oder gar der Unterdrückung des ovariellen Zyklus behandelt werden kann. Begleitend sollen auf jeder Stufe kognitiv-verhaltenstherapeutische oder achtsamkeitsbasierte Techniken im Umgang mit den Symptomen angeboten werden.

Psychotherapeutische Interventionen als begleitende Maßnahme auf allen Stufen des Behandlungskonzepts

1.4 Behandlung des PMS/der PMDS

Die Behandlung des PMS/der PMDS umfasst psychotherapeutische Interventionselemente, supportive Maßnahmen, Nahrungs- und andere ergänzende Maßnahmen, Pharmakotherapie und die Unterdrückung des ovariellen Zyklus.

1.4.1 Psychotherapeutische Interventionselemente zur Behandlung des PMS/der PMDS

1.4.1.1 Psychoedukation

Die Psychoedukation ist einer der elementarsten Bestandteile bei der Behandlung und sollte generell bei jeder Patientin zu Beginn der Therapie und gegebenenfalls auch in anderen Phasen der Behandlung umfassend stattfinden. Sie dient in erster Linie zur Informationsvermittlung in Bezug auf die Symptomatik, den Verlauf, die individuelle Entstehung (vgl. Abbildung 2) und die Behandlungsmöglichkeiten. Besonders wichtig bei PMS/PMDS ist die Abgrenzung von einer „klassischen“ Depression und die Benennung der hohen Auftretenswahrscheinlichkeit der beiden Syndrome. Die Informationen dienen hauptsächlich dem Problemverständnis, der Entlastung und der Erhöhung des Kontrollerlebens.

Die regelmäßige Anwendung des *Symptomtagebuchs* (siehe Seite 116) kann zudem in der Eingangsphase der Behandlung besprochen und eingeführt werden.

1.4.1.2 Entspannungstraining

Entspannungstechniken (z. B. Progressive Muskelrelaxation – PMR, Autogenes Training – AT, imaginative und meditative Verfahren) gelten generell als integraler Bestandteil bei der Behandlung einer Vielzahl psychischer Störungen. Sie bewirken einerseits eine physiologische Entspannung, andererseits führen sie zu einer Reduktion der selbsteingeschätzten subjektiven Anspannung und zu einem erhöhten Wohlbefinden. Ausführliche Darstellungen von Entspannungsmethoden, ihrer Anwendung und Wirkungsweisen finden sich bei Vaitl und Petermann (2000).

Kontinuierliche Anwendung von Entspannungsverfahren empfohlen

Als Grundlage der psychotherapeutischen Behandlung von PMS/PMDS können verschiedenste Entspannungstechniken eingesetzt werden. Idealerweise werden Entspannungstechniken nicht nur während der Lutealphase, sondern regelmäßig angewendet. Sowohl PMR als auch imaginative Verfahren, AT und Massagetherapien zeigen gute Effekte (Hernandez-Reif et al., 2000; Lustyk, Gerrish, Shaver & Keys, 2009).

1.4.1.3 Kognitiv-verhaltenstherapeutische Interventionen/ Stressmanagement

Generell können in der Psychotherapie der Frauenheilkunde eine Vielfalt an kognitiv-verhaltenstherapeutischen Methoden eingesetzt werden. In den meisten Fällen geht es dabei um die kognitive Umstrukturierung dysfunktionaler Gedanken (u. a. Überprüfen und Realitätstesten, Experimentieren, Reattribuierung, kognitives Neubenennen, Alternativen finden, Rollentausch, Was-ist-wenn-Technik, Übertreiben, Entkatastrophisieren, Vorteile-Nachteile benennen) und das Einüben von hilfreichen Verhaltensstrategien (zusammenfassend siehe Wilken, 2006). Im Folgenden werden die themenspezifischen Inhalte und Besonderheiten sowie die Durchführung der kognitiv-verhaltenstherapeutischen Methoden konkret dargestellt (vgl. für die drei anderen Themenbereiche auch die Kapitel 2.5.2.4, 3.4.3.3 und 4.4.1.5).

Situationsprotokolle oder Verhaltensanalysen zur Identifikation dysfunktionaler Gedanken einsetzen

Identifikation dysfunktionaler Gedanken. Zur Identifikation dysfunktionaler Gedanken kann einerseits das adaptierte psychosoziale Bedingungsmodell für das PMS/die PMDS (vgl. Abbildung 4) herangezogen werden. Gleichzeitig können auch ein erweitertes Symptomtagebuch in Form eines Situationsprotokolls oder ausführliche Verhaltensanalysen (z. B. ABC-Schema, siehe Ellis, 1997, klassisches SORKC-Modell) eingesetzt werden.

Kognitive Umstrukturierung. Stressauslösende Kognitionen oder gedankliche Verzerrungen sollen mit der Patientin ausgearbeitet, reflektiert, infrage gestellt und in realistische, alternative Gedanken umgeformt werden (beispielsweise anhand der Spalten-Technik, Kärtchen-Technik). Typische dysfunktionale Gedanken bei PMS/PMDS und mögliche alternative Gedanken können z. B. wie in Tabelle 6 auf Seite 20 dargestellt aussehen.

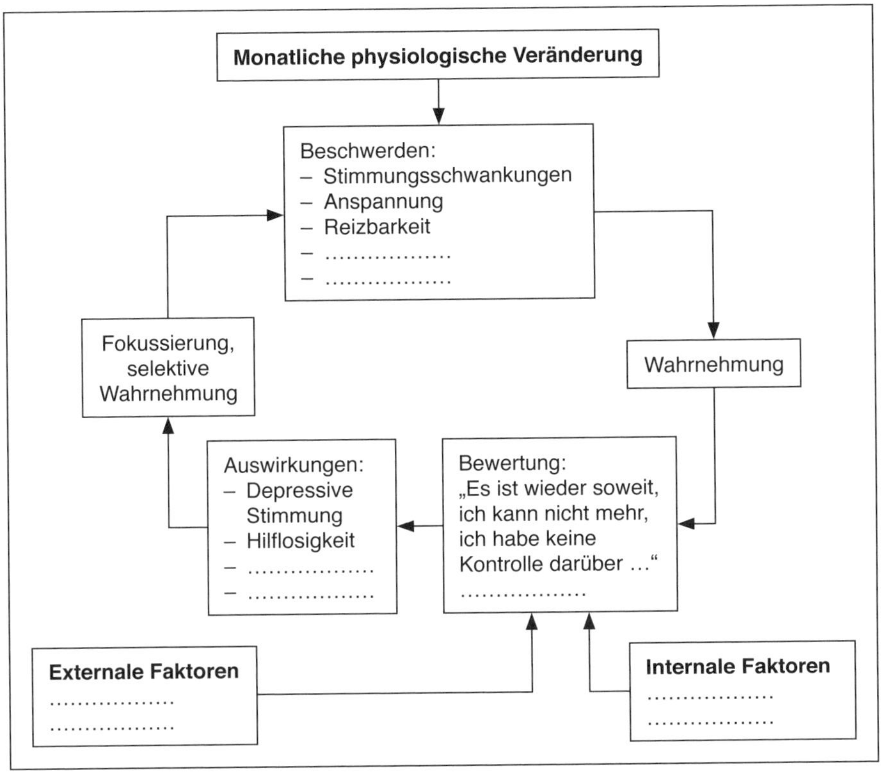

Abbildung 4: Adaptiertes psychosoziales Bedingungsmodell zur Identifikation dysfunktionaler Gedanken

Die neu entwickelten Denkweisen sollen anschließend im Sinne der Stabilisierung aktiv in den Therapiesitzungen (z. B. mit Rollenspielen) und im Alltag (z. B. Verhaltensexperimente als Hausaufgabe) angewendet und eingeübt werden.

Aufbau hilfreicher Verhaltensstrategien/Ressourcenaktivierung. Folgende Vorgehensweisen bieten sich an:

- Tages- oder Wochenplanung (anhand von Wochenprotokollen).
- Einbau von verstärkenden, positiven Aktivitäten, Sport, Entspannung (dabei soll es sich um wirklich positiv besetzte Aktivitäten handeln, also keine Hausarbeit, etc.).
- Einbau von regelmäßigen Essenszeiten.
- Verhaltensrepertoire für schwierige Situationen beispielsweise anhand eines Notfallplans erarbeiten (Was mache ich, wenn die Beschwerden besonders schlimm sind? Was hilft mir? Was hilft mir nicht? Wen kann ich im Notfall kontaktieren? Wohin kann ich im Notfall gehen?).
- Fokus auf gesunde Lebensbereiche legen (Was läuft in meinem Leben gut? Wo tanke ich Energie? Was bereitet mir Freude? etc.).

Tabelle 6: Typische dysfunktionale Gedanken bei PMS/PMDS

Typen gedanklicher Verzerrung	Beispiel	Möglicher alternativer Gedanke
Verabsolutierendes Denken	„Während meiner PMS-Phase geht es mir so schlecht, dass ich nichts mehr machen kann."	„In einigen Dingen bin ich etwas eingeschränkt, jedoch nicht in allen. Ich schaue nun, was gerade geht."
Voreilige Schlussfolgerungen ziehen	„Jetzt kommen die PMS-Symptome schon wieder. Bestimmt wird es wieder so schlimm wie im letzten Monat."	„Ich weiß, dass die Symptome in jedem Zyklus unterschiedlich intensiv auftreten. Es muss nicht sein, dass es wieder so schlimm wie beim letzten Mal wird. Falls doch, werde ich Wege finden, damit umzugehen."
Übermäßige Verallgemeinerung	„Schon wieder habe ich diese PMS-Symptome, mein Leben ist eine einzige Katastrophe!"	„Ich lasse mir mein Leben nicht durch die PMS-Symptome vermiesen. Es gibt trotz PMS viele schöne Aspekte in meinem Leben."
Katastrophisierungen	„Weil ich wegen meiner Beschwerden nicht zur Arbeit kann, werden sie mich kündigen."	„Nur weil ich einmal nicht zur Arbeit gehe, heißt das nicht, dass ich gleich gekündigt werde. Auch ist mein Chef eine Person, mit der man reden kann."
Personalisieren	„Andere haben keine solchen Beschwerden, es muss an meiner Person liegen, dass ich diese Beschwerden habe."	„Ich weiß, dass viele verschiedene Faktoren dazu führen, dass diese Symptome bei mir auftreten. Über die genauen Ursachen wissen nicht einmal die Wissenschaftler vollständig Bescheid."

Gedanken, Gefühle und Reaktionen auf prämenstruelle Symptome normalisieren

Besonders wichtig ist, auftretende Gedanken, Gefühle und Reaktionen auf die prämenstruellen Symptome zu normalisieren und für die Reaktionsweisen der Patientin Verständnis zu zeigen.

1.4.1.4 Akzeptanzorientierte Ansätze

Ein auffälliges Charakteristikum des PMS/der PMDS ist Vielfältigkeit und Unbeständigkeit der Symptome, welche als Folge eines natürlichen und gesunden Vorgangs – der Menstruation – auftreten und die zyklische Natur der Beschwerden. Akzeptanz-, achtsamkeits- und werteorientierte Interventionen, wie beispielsweise die Acceptance- und Commitment-Therapie (ACT: Hayes, Strosahl & Wilson, 2003), werden deshalb vermehrt eingesetzt (Lustyk et al., 2009). Diese unterscheiden sich von der KVT im Wesentlichen in der Art, wie mit Gedanken umgegangen wird. Negative oder dysfunktionale Gedanken werden als das akzeptiert, was sie sind („ein Gedanke ist nur ein Gedanke"), so dass ungünstige Bewertungen vermindert werden können. Die zweite Komponente beinhaltet die Werteklärung und die Ausrichtung der Ziele nach den eigenen Werten. Möglicherweise könnte das Akzeptieren kombiniert mit den vorher genannten Bewältigungsstrategien den Umgang mit den PMS/PMDS-Symptomen erleichtern.

Im Folgenden werden zwei störungsunspezifische akzeptanzorientierte Übungen im Umgang mit der PMS/PMDS-Symptomatik vorgeschlagen. Die erste bezieht sich auf das Beobachtenlernen von Gedanken und diese als solche zu akzeptieren. Bei regelmäßiger Anwendung soll es immer leichter fallen, Gedanken, Gefühle und Bilder zu erkennen und zuzulassen, ohne sich dem Impuls zu handeln hinzugeben. Als Basis soll der Therapeut vor beiden Übungen die Grundsätze und wichtigsten Bausteine der ACT einführen (Eifert, 2011).

Übung: Gedanken beobachten
(adaptiert nach Eifert, McKay & Forsyth, 2009)

Machen Sie es sich bequem und atmen Sie zu Beginn einige Male langsam tief ein und aus. Machen Sie damit während der gesamten Übung weiter. Stellen Sie sich vor, Ihr Kopf ist ein mittelgroßes, weißes Zimmer mit zwei Türen. Gedanken kommen durch die Eingangstür herein und gehen durch die Hintertür wieder hinaus. Achten Sie genau auf jeden Gedanken, der hereinkommt. Jetzt benennen Sie den Gedanken entweder als einen bewertenden oder nicht bewertenden Gedanken.

Beobachten Sie den Gedanken, bis er geht. Versuchen Sie nicht, ihn zu analysieren oder festzuhalten. Glauben oder bezweifeln Sie ihn nicht. Akzeptieren Sie einfach, dass Sie den Gedanken haben. Es ist nur ein Moment in Ihrem Kopf, ein kurzer Besuch in dem weißen Zimmer. Wenn Sie das Gefühl haben, dass Sie sich für den Gedanken verurteilen, dann nehmen Sie das einfach zur Kenntnis. Nehmen Sie es an, als das, was es ist und benennen Sie es: „Bewertung – hier ist ein bewertender Gedanke.“ Der Schlüssel zu dieser Übung besteht darin, die bewertenden Gedanken zu bemerken, ohne sich in ihnen zu verheddern.

Atmen Sie weiter. Beobachten und Benennen Sie weiter. Ein Gedanke ist nur ein Gedanke. Beobachten Sie Ihre Gedanken, als wären sie Besucher, die in dem weißen Zimmer ein und ausgehen. Erlauben Sie ihnen den kurzen Augenblick im Rampenlicht. Das Wichtigste ist, die Gedanken gehen zu lassen, wenn sie bereit sind zu gehen und dann den nächsten Gedanken zu begrüßen und zu benennen… und den nächsten.

Machen Sie mit dieser Übung weiter, bis Sie eine wirkliche emotionale Distanz zu Ihren Gedanken wahrnehmen. Warten Sie, bis selbst die Bewertungen nur einen kurzen Moment im Zimmer sind – nicht länger wichtig, nicht länger handlungsbedürftig. Machen Sie diese Übung mindestens einmal täglich.

Unvermeidbare Problembereiche durch umformulierte Gedanken akzeptieren

Ein wichtiger Faktor, weshalb es zu einer Beeinträchtigung durch die PMS-Symptome kommt, ist das verabsolutierende Denken, wie z. B.: *„Ich kann mit diesen Symptomen nicht leben, ich möchte sie alle weghaben"*. Bei akzeptanzorientierten Interventionen werden Gedanken in der Art umformuliert, dass unvermeidbare Problembereiche akzeptiert werden können. Innere Selbstgespräche können deshalb mit Patientinnen wie im Kasten dargestellt erarbeitet und eingeübt werden.

Beispielsätze für akzeptanzorientiertes Selbstgespräch

- „Es ist unangenehm prämenstruelle Beschwerden zu haben, doch ich kann es ertragen."
- „Ich kann die prämenstruellen Symptome nur bis zu einem bestimmten Punkt beeinflussen."
- „Ich nehme die Tatsache hin, dass mein Leben teilweise von prämenstruellen Symptomen beeinflusst wird."
- „Ich weiß nicht, ob ich jemals ohne prämenstruelle Symptome sein werde. Ich würde es zwar gerne wissen, aber ich brauche es nicht zu wissen, um zufrieden zu sein."
- „Ich beeinflusse, was ich beeinflussen kann. Was ich nicht beeinflussen kann, akzeptiere ich."
- „Ich setzte mich mit meinen Beschwerden auseinander und lerne, wie ich sie ertragen kann. Das kann ich steuern."

1.4.1.5 Lichttherapie

Lichttherapie scheint bei moderatem bis schwerem PMS hilfreich zu sein. Therapien mit 2 500 Lux über 2 Stunden oder mit 10 000 Lux über 30 Minuten pro Tag während der Lutealphase zeigten einen positive Wirkung auf die depressive und die körperliche Symptomatik bei PMDS und PMS (Lam et al., 1999; Parry, 1998). Es ist jedoch unklar, wie lange die therapeutische Wirkung anhält. Trotzdem wird die Lichttherapie als geeignete Methode zur Behandlung von PMS/PMDS gesehen.

1.4.2 Supportive Maßnahmen

Supportive Maßnahmen beinhalten Umstellungen im Lebensstil, wie beispielsweise die folgenden:

- *Sport und Bewegung:* Eine regelmäßige sportliche Betätigung (z. B. Walking, Laufen, Aerobic) von 30 bis 60 Minuten an mindestens 3 Tagen pro Woche hilft vor allem zur Verringerung der körperlichen Symptome, sie dient als Ablenkung und kann eine stimmungsverbessernde Wirkung haben. Zum einen wird dies durch verschiedene physiologische Prozesse, welche durch körperliche Aktivität angeregt werden (u. a. Freisetzung von Endorphinen), erklärt. Zum anderen gibt es psychologische Faktoren, z. B. Selbstwirksamkeit, Kontrollüberzeugung, positive Emotionen, die durch Sport und Bewegung stimuliert werden.

- *Ernährungsumstellung:* Es sollten regelmäßige, aber kleinere Mahlzeiten (v. a. im Umgang mit Heißhungerattacken oder dem Verlangen nach bestimmten Lebensmitteln) eingenommen werden. Es sollten komplexere Kohlenhydrate und Faserstoffe verzehrt werden. Es sollten weniger Zucker (z. B. Schokolade), Salz (v. a. zur Verhinderung der Ödembildung sollten während der Lutealphase stark salzhaltige Speisen vermieden werden), Koffein, Nikotin, Alkohol und weniger eiweißreiche Nahrung zu sich genommen werden.

Regelmäßige Bewegung und Ernährungsumstellung

1.4.3 Nahrungs- und andere ergänzende Maßnahmen

Es können auch Nahrungs- und andere ergänzende Maßnahmen bei der Behandlung von PMS/PMDS eingesetzt werden. Die Einnahme der nahrungsergänzenden Präparate und Phytopharmaka erfolgt probeweise, da die Wirkung dieser Präparate in den meisten Fällen nicht nachgewiesen ist. Je nach Beschwerdebild können auch orale Kontrazeptiva eingesetzt werden (vgl. Tabelle 7).

Tabelle 7: Nahrungs- und andere ergänzende Maßnahmen

Maßnahmen	Präparate	Effizienz
Mineralien und Vitamine	– Vitamin B6 – Kalzium – Magnesium – Pyridoxin	z. T. z. T. z. T. keine
Kalium-sparende Diuretika	– z. B. Spironolacton, bei prämenstruellen Ödemen und Gewichtszunahme durch Flüssigkeitsretention	z. T., Methode gilt als überholt
Orale Kontrazeptiva	– Kontrazeptiva mit Drospirenon (z. B. Yasmine)	bei moderater Symptomatik
Phyto-pharmaka	– Mönchspfeffer (Vitex agnus castus) – Nachtkerzenöl	bei körperlichen Symptomen keine

1.4.4 Pharmakotherapie

Zur medikamentösen Behandlung des PMS und der PMDS eignen sich Serotonerge Antidepressiva, vor allem selektive Serotoninwiederaufnahmehemmer (SSRI). Die Anwendung dieser Medikamente wird vor allem empfohlen, wenn die bereits beschriebenen, psychosozialen- und supplementären Interventionen (vgl. Abbildung 3) wenig Wirkung zeigen. SSRI's werden in erster Linie während der Lutealphase niedrig dosiert verabreicht. Falls die Verabreichung nicht die erwünschte Wirkung erzielt, können SSRI's kontinuierlich eingenommen werden. Einige SSRI's können auch niedrigdosiert oder in Tropfenform eingenommen werden (z. B. Escitalopram) und sind deshalb nebenwirkungsarmer.

Anxiolytika können luteal zur symptomatischen Behandlung von schwerem PMS oder PMDS eingesetzt werden, sollten aber aufgrund des Abhängigkeitsrisikos nur mit äußerster Zurückhaltung verabreicht werden. Tabelle 8 gibt einen Überblick über ausgewählte Psychopharmaka.

Tabelle 8: Empfohlene Pharmakotherapie des PMS/der PMDS (adaptiert nach Pearlstein & Steiner, 2008; Yonkers et al., 2008)

Wirkstoff		**Dosierung**	**Wirksamkeit**
SSRI	Fluoxetin	10–20 mg/Tag luteal oder kontinuierlich	Wirksamkeit erwiesen
	Sertralin	50–150 mg/Tag luteal oder kontinuierlich	
	Paroxetin	12.5–25 mg/Tag luteal oder kontinuierlich	
	Clomipramin	25–75 mg/Tag luteal oder kontinuierlich	
	Citalopram	20–40 mg/Tag luteal oder kontinuierlich	
	Escitalopram	10–20 mg/Tag luteal oder kontinuierlich	
	Venlafaxin	75 mg/Tag luteal oder kontinuierlich	
Anxiolytika	Alprazolam	1–2-mal 0.25 mg/Tag luteal	Moderate Wirksamkeit
	Buspiron	25–60 mg/Tag luteal	

1.4.5 Unterdrückung des ovariellen Zyklus

Bei Frauen mit schweren, therapieresistenten Beschwerden, kann zur Unterdrückung des ovariellen Zyklus eine Behandlung mit synthetischen Agonisten des Gonadotropin Releasing Hormons (GnRH-Analoga: Goserelin, Triptorelin, Nafarelin), Danazol (synthetische Form des männlichen Hormons Testosteron) oder Östradiol angeboten werden. Da die Behandlung mit vielen Nebenwirkungen verbunden ist (erhöhtes Osteoporoserisiko, klimakterische Beschwerden), wird diese Methode nur in Ausnahmefällen angewendet.

Die Unterdrückung des ovariellen Zyklus durch die beidseitige Entfernung der Ovarien (Oophorektomie) zeigt ebenfalls Wirkung, stellt jedoch vor allem bei jüngeren Patientinnen keine Therapieoption dar bzw. wird heutzutage nicht mehr angewendet.

1.5 Effektivität

Die Effektivität von psychotherapeutischen und pharmakologischen Interventionen wurde bereits in einigen Studien untersucht, wobei mehrere Übersichtsartikel über die Effektivität der KVT (z. B. Lustyk et al., 2009) und drei Metaanalysen über die Wirksamkeit von serotonergen Antidepressiva berichten (Brown, O'Brien, Marjoribanks & Wyatt, 2009; Halbreich, 2008; Shah et al., 2008). Diese drei Metaanalysen kamen zum Schluss, dass SSRI's eine effektive Behandlung für prämenstruelle Beschwerden darstellen, obwohl in der Metaanalyse von Halbreich (2008) die Response-Rate auf die SSRI's nur bei ungefähr 40 % lag.

Kognitiv-behaviorale und psychopharmakologische Interventionen mit SSRI's zeigen Wirksamkeit

Bislang gibt es zwei Metaanalysen, welche psychologische Interventionen bei PMS/PMDS untersuchten, wobei in der ersten von Busse, Montori, Krasnik, Patelis-Siotis und Guyatt (2009) gezeigt werden konnte, dass durch KVT sowohl die Angstsymptome (Cohens d: –.58; CI = –1.15 bis –.01) als auch die depressiven Symptome (Cohens d: –.55; CI = –1.05 bis –.05) bei PMS/PMDS signifikant reduziert wurden. Zudem konnte ein bedeutsamer Effekt in Bezug auf Verhaltensänderungen (Cohens d: –.70; CI = –1.29 bis –.10) und eine Verbesserung von Symptomen, die das Alltagsleben beeinträchtigen (Cohens d: –.78; CI = –1.53 bis –.03), nachgewiesen werden. Trotz der niedrigen Qualität der einzelnen Untersuchungen (u. a. methodologische Mängel), schlossen die Autoren, dass man von einer günstigen Wirkung der KVT auf die PMS-/PMDS-Symptomatik ausgehen kann.

In der zweiten Metaanalyse von Kleinstäuber, Witthoft und Hiller (2012) wurden kleine bis mittlere Effektstärken für kognitiv-behaviorale Interventionen (Range: Cohens d = .24 bis .70; Follow-up-Untersuchungen: Cohens d = .46 bis .74) und für serotonerge Antidepressiva (Range: Cohens d = .29 bis .58) berichtet. Insgesamt zeigen kognitiv-behaviorale und psychopharmakologische Interventionen mit SSRI's eine passable Wirkung. Die Forschung steckt aber noch in den Kinderschuhen bevor verlässliche Aussagen bezüglich der Wirksamkeit gemacht werden können.

2 Ungewollte Kinderlosigkeit

2.1 Beschreibung

Mit den vielseitigen Möglichkeiten einer erfolgreichen Antikonzeption hat sich die Familienplanung grundlegend verändert. Ihr unterliegen heute in der Regel eine bewusste Entscheidung und eine aktive Handlung – das

Absetzen der Verhütungsmaßnahmen und der damit verbundene Wunsch, schwanger zu werden.

Unerfüllter Kinderwunsch hat oftmals negative Auswirkung auf die partnerschaftliche Sexualität

Das Nichteintreten einer Schwangerschaft in den folgenden Monaten ist für viele Paare zunehmend belastend: Der auf die fruchtbaren Tage hin geplante Geschlechtsverkehr verändert die partnerschaftliche Sexualität auf motivationaler, häufig aber auch auf Verhaltensebene. Der Fokus liegt weniger auf der Intimität als auf dem möglichen Resultat des Geschlechtsverkehrs, welches sich erst nach einer Phase des Wartens abzeichnet. Die wiederholten Enttäuschungen beim Beginn der Menstruation, ein zunehmender Zeitdruck, den sich viele Paare machen („Schon wieder ein Monat vergangen"), die schmerzhafte Erfahrung, dass andere Paare schwanger und Eltern werden und das Angesprochenwerden auf die Kinderfrage durch das Umfeld beeinflussen das Paar häufig bereits über einen längeren Zeitraum hinweg, bevor es sich zu einer Abklärung der ungewollten Kinderlosigkeit entschließt. Die erlebten Enttäuschungen haben intrapersonell und paarbezogen vielseitige Auswirkungen auf emotionaler, kognitiver und Verhaltensebene und sie beeinflussen im Sinne einer Einengung oft auch die Zufriedenheit in Lebensbereichen, die nicht direkt mit dem Kinderwunsch assoziiert sind. Schuldgefühle und Selbstvorwürfe, mit der Familienplanung zu lange gewartet zu haben, aufgrund des jetzigen oder vergangenen Lebensstils nicht schwanger zu werden oder über einen defizitären Körper zu verfügen, implizieren eine Kontrollierbarkeit des Kinderwunsches. Trauer, depressive Stimmung, Wut, Neid und Gereiztheit sind häufige affektive Reaktionen und tragen neben der Schwierigkeit, sich mit den Themen von befreundeten Eltern auseinanderzusetzen, zu einem sozialen Rückzug und einer zunehmenden Isolierung des Paares bei.

Zeitdruck und Vergleiche mit anderen belasten bei Kinderlosigkeit zusätzlich

Die Reaktion auf die Diagnose einer körperlichen Beeinträchtigung, welche die Erfüllung des Kinderwunsches erschwert, wird oftmals verglichen mit dem Diagnoseschock auf eine schwere Erkrankung. Wenn die Ursache vorwiegend auf einen Partner zurückzuführen ist, kann eine ungelöste Auseinandersetzung mit der Schuldfrage paardynamisch komplexe Auswirkungen haben.

50–80 % der unter 35-Jährigen werden innerhalb der ersten vier Behandlungszyklen schwanger

Reproduktionsmedizinische Maßnahmen bieten eine Möglichkeit, sich nach einer oftmals längeren Phase der Verunsicherung wieder aktiv für eine Problemlösung zu engagieren. Gleichzeitig stellt die Behandlung selbst eine Belastung für den Körper dar – für die Frau deutlich größer als für den Mann. Die Wahrscheinlichkeit, über diesen Weg den Kinderwunsch erfüllen zu können, liegt bei einer Frau unter 35 Jahren je nach Ursache und Behandlungsmöglichkeit kumulativ über vier Behandlungszyklen bei 50 bis 80 %. Das bedeutet einerseits, dass viele Paare auch jetzt gefordert sind, mit Wartezeiten, Hoffen und Enttäuschung umzugehen, bis eine Schwangerschaft eintritt. Andererseits aber auch, dass jedes vierte bis fünfte Paar kinderlos bleiben wird – bei höherem Alter der Frau noch mehr. Diese Paare müssen sich entweder mit der Frage nach einer Adoption auseinandersetzen oder sich vom Lebensplan einer Elternschaft verabschieden. Dies beinhaltet einen Prozess der Trauer und Neufokussierung nach einer oft jahrelangen Phase, in der der Kinderwunsch viele psychische Ressourcen gebunden hat.

2.1.1 Definition

Eine ungewollte Kinderlosigkeit (unerfüllter Kinderwunsch) liegt dann vor, wenn sich der Kinderwunsch entgegen dem expliziten Willen eines Paares trotz regelmäßigem ungeschützten Sexualverkehr nicht erfüllen lässt bzw. in der Vergangenheit nicht hat erfüllen lassen. Bei Nichteintreten einer Schwangerschaft nach einem Jahr spricht man von *Sterilität*, bei Nichteintreten einer Geburt – meist in Zusammenhang mit habituellen Aborten – von einer *Infertilität*. Es wird zwischen primärer (bisher noch keine Schwangerschaft) und sekundärer Sterilität (es lag bereits eine Schwangerschaft vor) unterschieden.

Sterilität **bezeichnet das Nichteintreten einer Schwangerschaft, *Infertilität* das Nichteintreten einer Geburt innerhalb von 1–2 Jahren**

Die *Empfängnisunfähigkeit* bezeichnet die Sterilität der Frau und die Zeugungsunfähigkeit *(Impotentia Generandi)* diejenige des Mannes. Eine *Impotentia Coeundi* liegt bei gestörtem Samentransport vor, z. B. im Zusammenhang mit einer erektilen Dysfunktion oder einer retrograden Ejakulation.

2.1.2 Klassifikation

In der ICD-10 werden Infertilität und Sterilität aufgrund von männlichen und weiblichen Faktoren in Kapitel N definiert (vgl. Tabelle 9). Für die damit einhergehende psychische Belastung gibt es bisher keine gesonderte Kodierung; wenn diese den Kriterien einer psychischen Störung entspricht,

Tabelle 9: Einordnung der ungewollten Kinderlosigkeit nach ICD-10

N46	Sterilität beim Mann
N96	Neigung zu habituellem Abort, Infertilität
N97.0–97.3	Sterilität der Frau im Zusammenhang mit verschiedenen physiologischen und mechanischen Ursprungsfaktoren
N97.4	Sterilität der Frau im Zusammenhang mit Faktoren des Partners
N97.8	Sterilität sonstigen Ursprungs der Frau
N97.9	Sterilität der Frau, nicht näher bezeichnet

gilt die entsprechende F-Kodierung. Die Belastung manifestiert sich am häufigsten als eine Major und Minor Depressionen, Generalisierte Angststörung oder Anpassungsstörung, ebenso begünstigt der unerfüllte Kinderwunsch die Entwicklung von sexuellen Problemen, die sich klinisch am häufigsten als Appetenzstörung und Erregungs- bzw. Erektionsstörung darstellen.

2.1.3 Symptomatik der ungewollten Kinderlosigkeit

Vielseitige psychische und soziale Belastungen bei ungewollter Kinderlosigkeit = Fertilitätskrise

Der unerfüllte Wunsch nach einem Kind und die Erkenntnis, dass dieser nicht selbst und auf natürliche Weise zu erfüllen ist, stellt für die Mehrzahl der betroffenen Paare eine Belastung dar mit Auswirkungen auf das individuelle, partnerschaftliche und soziale Funktionsniveau und wird auch als *Fertilitätskrise* bezeichnet. Die Symptomatik ist vielseitig und von verschiedenen Faktoren abhängig, u. a. vom soziokulturellen Kontext, der Verfügbarkeit reproduktionsmedizinischer Maßnahmen oder den finanziellen Möglichkeiten, diese zu nutzen. Die Mehrheit der Studien zeigt, dass ungewollt kinderlose Paare sich zumindest in einigen Bereichen der emotionalen Befindlichkeit von der Norm unterscheiden.

Herkömmliche psychometrische Maße bilden die Belastung, die mit der ungewollten Kinderlosigkeit einhergeht, nur ungenügend ab. Entsprechend gelten ungewollt kinderlose Paare als psychopathologisch unauffällig (Verhaak et al., 2007). Infertilitätsspezifische Verfahren spiegeln aber die hohe psychische Belastung wider. Diese kann für Einzelne so hoch sein, wie die Belastung, die mit einer schweren Erkrankung wie Krebs oder HIV einhergeht (Domar, Clapp, Slawsby, Dusek et al., 2000).

Eine Schockreaktion auf die Diagnose ist nicht selten. Symptomatisch entwickeln sich häufig depressive Stimmung, Ängstlichkeit und Trauer, Konzentrations- und Aufmerksamkeitsproblemen, Gefühle der Wertlosigkeit, Kontroll- und Autonomieverlust und Wut. Zudem zeigen sich vorübergehend negative Auswirkungen auf das Identitätserleben, auf das soziale Funktionsniveau und die Lebenszufriedenheit. Betroffene Frauen berichten über neidvolle Gefühle gegenüber Schwangeren und Müttern, die zu einer Vermeidung von sozialen Kontakten und Isolation führen können (Verhaak et al., 2007).

Betroffene Frauen weisen höheren Leidensdruck auf als ihre Partner

Relativ robust zeigen sich sowohl im Belastungserleben als auch in der Bewältigung Unterschiede zwischen betroffenen Frauen und Männern. Frauen weisen vor und während der Behandlung aber auch, wenn sich das Paar vom Kinderwunsch verabschiedet, einen höheren Leidensdruck auf (White, McQuillan, Greil & Johnson, 2006). Frauen unterscheiden sich von ihren Partnern auch in einer höheren Behandlungsbereitschaft und fühlen sich stärker stigmatisiert durch die ungewollte Kinderlosigkeit (Pasch & Christensen, 2000). Betroffene Männer sind stärker durch die emotionale Reaktion der Partnerin betroffen und belastet als durch den unerfüllten Kinderwunsch.

Innerhalb der Gruppe der ungewollt kinderlosen Paaren zeigt sich eine hohe interindividuelle Varianz des Ausmaßes der Belastung, die durch intra- und interpersonelle Faktoren bedingt wird (Mahajan et al., 2009).

2.1.4 Epidemiologie

Bei rund 80 % der Paare mit regelmäßigem Geschlechtsverkehr in der fruchtbaren Phase tritt in den ersten sechs Zyklen eine Schwangerschaft ein. Von den verbliebenen 20 % wird die Hälfte auch in den folgenden sechs Zyklen nicht konzipieren (Gnoth et al., 2004). Erhebungen in der Allgemeinbevölkerung in Mitteleuropa weisen auf eine 12-Monatsprävalenz der ungewollten Kinderlosigkeit von 10 bis 15 %. Davon suchen 56 % medizinische Hilfe, nur 22.5 % nehmen schließlich eine reproduktionsmedizinische Behandlung in Anspruch (Boivin, Bunting, Collins & Nygren, 2007). Die Fruchtbarkeit nimmt mit zunehmendem Alter ab: Die Wahrscheinlichkeit, in einem Zyklus schwanger zu werden, liegt bei einer Frau zwischen 26 bis 35 Jahren bei 25 %, zwischen 36 bis 38 Jahren bei 19 % und zwischen 39 bis 43 Jahren bei 6 %. Bei über 40-jährigen Männern vermindert sich die Chance auf eine Schwangerschaft, unabhängig vom Alter der Frau, allerdings deutlich geringer.

Ca. 10–15 % aller Paare sind ungewollt kinderlos

Bei etwa 50 % der Paare liegt die Ursache der Sterilität bei der Frau (Pathologie Tuben, Cervix und Uterus, Ovulationsstörungen, Endometriose u. a.), bei 35 % beim Mann und bei 10 bis 20 % bei beiden gleichzeitig (gemischte Sterilität). Zudem lässt sich bei ca. 10 % der Paare kein somatischer oder psychogener Erklärungsfaktor finden *(idiopathische Sterilität)* und bei ca. 5 % der Paare liegt eine *psychogene Sterilität* vor (Speroff & Fritz, 2011). Davon wird nur dann gesprochen, wenn ein Paar trotz guter Aufklärung und Verständnis weiterhin fertilitätsschädigendes Verhalten ausübt (bspw. im Zusammenhang mit einer Essstörung, Hochleistungssport, Drogenkonsum) bzw. die Konzeptionschancen nicht nutzt (kein Geschlechtsverkehr an fruchtbaren Tagen, eine die Konzeption verhindernde nicht organische sexuelle Funktionsstörung).

2.1.5 Verlauf und Prognose

Der Verlauf der ungewollten Kinderlosigkeit hängt von deren Ursache bzw. dem Durchführen von reproduktionsmedizinischen Maßnahmen und dem Alter des Paares, insbesondere dem der Frau ab. In den meisten Ländern unterliegt die Reproduktionsmedizin gesetzlichen Bestimmungen. Diese definieren die Bedingungen, die für die Durchführung gegeben sein müssen, und die Grenzen diagnostischer und therapeutischer Möglichkeiten. In-

Reproduktionsmedizinische Maßnahmen unterliegen einer gesetzlichen Regelung, welche Bedingungen und Grenzen definiert

nerhalb Europas unterscheiden sich die Regelungen, was einen Fertilitätstourismus und Behandlungen unterschiedlicher Qualität nach sich zieht.

Schwangerschaftsraten. Nach intrauteriner Insemination (IUI) kommt es bei ca. 8.5 % der Behandlungszyklen zu einer Geburt. Die Schwangerschafts- und Geburtenraten nach In-vitro Fertilisation (IVF) liegen bei 32.4 %/21.5 % und nach intracytoplasmatischer Spermieninjektion (ICSI) bei 33 %/18.4 % (de Mouzon et al., 2010). Auch der Erfolg einer Kinderwunschbehandlung reduziert sich mit zunehmendem Alter der Mutter (Zahlen für IVF und ICSI): die Geburtenrate bei Frauen unter 35 Jahren liegt bei 28 %, zwischen 35 bis 39 Jahren bei 22 % und bei 40 Jahren und älter bei 10 %.

Einer Kinderwunschbehandlung geht oft langer unerfüllter Kinderwunsch voraus, was sich auf Erwartungshaltung auswirken kann

Psychosoziale Belastung der Kinderwunschbehandlung. Wie eingangs beschrieben, haben sich Paare bei Beginn der Kinderwunschbehandlung oft bereits monatelange um die Erfüllung ihres Kinderwunsches auf spontanem Weg bemüht, dieser Prozess hat bereits psychische, partnerschaftliche und soziale Auswirkungen gehabt. Auf diesem Hintergrund sind die Betroffenen nun gefordert, sich auf die Behandlung einzulassen. Zudem weisen die obigen Zahlen zum Erfolg der Kinderwunschbehandlung darauf hin, dass diese zu einer erneuten – und irgendwann definitiven Enttäuschung und Nichtrealisierbarkeit des Wunschs auf ein leibliches Kind führen können. Der Wechsel zwischen Hoffen und Enttäuschung bei einem Behandlungsmisserfolg ist für viele Paare sehr belastend und wird oft als emotionale Achterbahn beschrieben.

Die Durchführung von Kinderwunschbehandlungen bringt verschiedene Veränderungen im Alltag mit sich. Die Behandlung findet nach einem festgelegten Zeitablauf statt, was mit der Arbeit, Freizeitprojekten u. a. kollidieren kann. Die Paare sind mit einer Hightech-Medizin konfrontiert, welche sie möglicherweise auch finanziell belastet, da die Behandlungen nicht in allen Ländern von der Krankenversicherung übernommen werden.

Paare unterscheiden sich in der Offenheit, mit der sie ihre Situation mit ihrem sozialen Umfeld teilen und damit auch in der Unterstützung, die sie in dieser Phase erhalten. Neben dem individuellen und partnerschaftlichen Distress sind sexuelle Probleme, depressive und ängstliche Symptome und eine erniedrigte Lebenszufriedenheit häufig (Schmidt, 2006).

Während der Behandlung bleibt die Belastung stabil, kurz vor Schwangerschaftstest und je nach Ergebnis danach, steigt sie an

Adaptation auf einen Behandlungsmisserfolg. Während die emotionale Belastung während eines Behandlungszyklus mehr oder weniger stabil bleibt, nimmt sie in der Regel kurz vor dem Schwangerschaftstest zu. Diese Phase wird als eine der stressreichsten in der Behandlung betrachtet (Verhaak et al., 2007). Depressive und ängstliche Symptome nehmen bei Frauen nach einem negativen Schwangerschaftstest bzw. Behandlungsmisserfolg zu und bleiben bis sechs Monate später erhöht, während sie bei Männern eher unverändert bleiben (Verhaak, Smeenk, van Minnen, Kremer & Kraaimaat, 2005). Zudem steigt die psychische Belastung mit der Anzahl an Behandlungsmisserfolgen.

Eine höhere psychische Belastung bei Behandlungsbeginn, unzureichende soziale Unterstützung, Partnerschaftsunzufriedenheit, hohe Neurotizimuswerte, infertilitätsbezogene dysfunktionale Kognitionen, wenig problemlöseorientiertes Coping, eine hohe subjektive Bewertung des Kinderwunsches und weniger ausgeprägte positive Bedeutungsfindung sind u. a. mit einer stärker ausgeprägten emotionalen Reaktion und schlechterer psychischer Adaptation auf einen Behandlungsmisserfolg assoziiert (Lopes & Leal, 2012).

Adaptation an die Schwangerschaft und Elternschaft. Ein Behandlungserfolg hingegen ist mit einer Abnahme an Ängstlichkeit und Depressivität bzw. bei niedrigen Ausgangswerten mit einer Stabilität derselben assoziiert (Verhaak et al., 2007).

Frauen, die nach einer Kinderwunschbehandlung schwanger werden, sind aber häufig älter und haben ein höheres Risiko einer Mehrlingsschwangerschaft und Frühgeburt. Diese Faktoren können unabhängig von der Konzeptionsart die emotionale Adaptation an die Schwangerschaft und in der postpartalen Phase beeinflussen.

Erhöhte Ängstlichkeit in der Schwangerschaft nach Kinderwunschbehandlung

Bei einer komplikationslos verlaufenden Schwangerschaft sind die Unterschiede zwischen Paaren nach assistierter bzw. spontaner Konzeption gering. Nur in Untersuchungen zur Ängstlichkeit in der Schwangerschaft – nicht aber bezüglich Depression in der Schwangerschaft oder postpartal – zeigt sich eine höhere schwangerschaftsspezifische Angst, insbesondere bei Paaren nach mehrmaligem Behandlungsmisserfolg und hohem sterilitätsbezogenem Stress (Hammarberg, Fisher & Wynter, 2008).

Eine Zusammenfassung von Studien weist auf eine Untergruppe von Frauen, die in der Kinderbetreuung und Erziehung unsicherer ist und ein niedrigeres Selbstwirksamkeitserleben aufweist (Hammarberg et al., 2008), wobei dies insbesondere Frauen mit vorangegangenen mehrmaligen Behandlungsmisserfolgen betrifft. Ein Erklärungsfaktor liegt in einer stärkeren Idealisierung der und Gewinnerwartung durch die Elternschaft und geringeren Flexibilität, um auf schwierige Situationen zu reagieren und auf die Verluste, die eine Elternschaft unweigerlich mit sich bringt, zu adaptieren.

Adaptation an eine definitive Kinderlosigkeit. Der Verarbeitungsprozess der Kinderlosigkeit nach Abschluss der Behandlungen weist eine hohe interindividuelle Variabilität auf, eine erhöhte emotionale Belastung im Vergleich zu Frauen nach erfolgreicher Behandlung ist in Querschnittsuntersuchungen über 2 bis 3 Jahre beobachtbar (Verhaak et al., 2007). Untersuchungen zu langfristigen Anpassung gibt es nur wenige.

Entwicklung der Kinder. Nach IVF und ICSI kommt es in 19.9 % der Behandlungen zu Zwillings-, in 0.9 % zu Drillings-Geburten. Nach IUI liegt diese Rate leicht tiefer (10.6 % bzw. 0.8 %) ist aber immer noch höher als nach einer spontan entstandenen Schwangerschaft (ca. 1 %) (de Mouzon et al., 2010). Das Risiko einer Frühgeburt oder Wachstumsretardierung ist bei Mehrlingsschwangerschaften erhöht. Diese wiederum gehen mit verschiedenen Entwicklungsverzögerungen und -störungen einher (siehe bspw. Aarnoudse-Moens, Weisglas-Kuperus, van Goudoever & Oosterlaan, 2009). Das Abortrisiko von ca. 30 % ist einerseits auf die Grundproblematik und das höhere Alter zurückzuführen, ist aber auch bei Spontanschwangerschaften zwischen der 5. bis 10. Schwangerschaftswoche (SSW) mit 15 bis 20 % relativ hoch. Das Risiko einer Chromosomenstörung ist ebenfalls leicht erhöht, letzteres v. a. bedingt durch höheres mütterliches Alter. In der Regel werden Paare darüber ausführlich durch das Behandlungsteam informiert. Vor allem Frauen mit Spontanaborten in der Vorgeschichte reagieren in der ersten Schwangerschaftsphase ängstlicher, was in der psychotherapeutischen Behandlung zu berücksichtigen ist (siehe Kapitel 2.5.2).

Höheres Abortrisiko nach Kinderwunschbehandlungen

Fehlbildungen treten nach Kontrolle der elterlichen Faktoren nicht häufiger auf (Davies et al., 2012). Termingeborene IVF-Kinder unterscheiden sich in ihrer körperlichen und psychischen Entwicklung nicht von termingeborenen Kindern nach einer spontan entstandenen Schwangerschaft (Basatemur & Sutcliffe, 2008). Wie in Kapitel 3 beschrieben, kann sich aber eine erhöhte psychische mütterliche Belastung während der Schwangerschaft auf die Entwicklung des Kindes auswirken.

Termingeborene Kinder nach IVF entwickeln sich unauffällig

2.1.6 Komorbiditäten

Tabelle 10 fasst die häufigsten komorbiden psychischen Störungen bei Frauen und Männern mit ungewollter Kinderlosigkeit zusammen.

Tabelle 10: Prävalenzen psychischer Störungen bei Paaren mit ungewollter Kinderlosigkeit aus unterschiedlichen Studien

Störung	Frauen	Männer
Angststörungen	12–23 %	19 %
Major Depression	10–24 %	2–12 %
Dysthyme Störung	10 %	–
Sexuelle Funktionsstörung	26 %	22–50 %
Essstörungen	8–20 %	–

2.2 Störungstheorien und Modelle

Endokrinologie der Fertilität

Steuerung der Fertilität durch die Hypothalamus-Hypophysen-Gonaden-Achse

Die Fertilität wird beim Menschen durch die *Hypothalamus-Hypophysen-Gonaden-Achse (HHG-Achse)* geregelt. Die Aktivität der hypothalamischen Ausschüttung des Gonadotropen Releasinghormons (GnRH) wird beim Mann und bei der Frau durch suprahypothalamische Zentren beeinflusst. Bei der Frau bewirkt die Ausschüttung von GnRH im Hypothalamus eine zyklusphasenspezifische Produktion des Follikelstimulierenden Hormons FSH (für die Follikelreifung) und des Luteinisierenden Hormons LH in der Hypophyse, welches in den Eierstöcken zum Eisprung führt (vgl. Abbildung 1). Das durch den Follikel gebildete Östrogen bereitet die Gebärmutterschleimhaut für die Einnistung des Embryos vor. Nach dem Eisprung erreicht zudem die Progesteronausschüttung einen Höhepunkt, was für den Erhalt einer Schwangerschaft von Bedeutung ist.

Die Spermatogenese wird durch die HHG-Achse gesteuert. Die durch das GnRH gesteuerte Freisetzung von LH bewirkt im Hoden die Synthese von Testosteron, während FSH in den Samenkanälchen die Spermatogenese anregt. Durch einen negativen Feedback-Mechanismus hemmt Testosteron die weitere GnRH-, bzw. LH- und FSH-Freisetzung. Das erklärt, weshalb exogen zugeführte Androgene (z. B. als „Doping") die Spermienbildung stören können.

Merke:

Endokrine Störungen und eine altersbedingte Abnahme der Hormonproduktion können auf der Ebene des Hypothalamus, der Hypophyse oder der Geschlechtsorgane die Follikelreifung, den Eisprung, die Einnistung des Embryos und die Spermienproduktion beeinträchtigen.

Ätiologie von Fruchtbarkeitsstörungen

Somatische Sterilitätsursachen erschweren Schwangerschaft, verhindern sie aber nicht vollständig

In der Ätiologie wurde in den letzten Jahren die klassische Trennung zwischen somatischen und psychischen Ursachen zugunsten eines verhaltensmedizinischen Modells aufgegeben, in dem somatische, psychische und soziale Faktoren interagieren. Ein somatischer Faktor kann in ca. 80 % der Fälle identifiziert werden, die somatischen Sterilitätsursachen sind oftmals nicht absolut sondern relativ, d. h. dass sie eine Schwangerschaft erschweren aber nicht vollständig verhindern.

Somatische Sterilitätsursachen

Damit eine Empfängnis eintreten kann, müssten qualitativ und quantitativ normale Spermien zum Zeitpunkt der Ovulation den Muttermund erreichen und durch die Gebärmutter in die Eileiter aufsteigen, um dort eine Eizelle zu befruchten. In diesem Prozess gibt es verschiedene mögliche physiologische (bspw. Hormonstörungen, Ovarialinsuffizienz), mechanische (bspw. Verschluss der Eileiter) und anatomische Pathologien (bspw. Fehlbildung der Gebärmutter), die eine Schwangerschaft verhindern. Bei Männern beeinflussen somatische Ursachen die Qualität und Quantität der Spermienproduktion, sowie der Samendeposition in der Scheide.

Umweltursachen und Lebensstilfaktoren

Tabelle 11 fasst die wichtigsten Umweltursachen und Lebensstilfaktoren zusammen, die sich auf die Fruchtbarkeit auswirken (zusammenfassend siehe Ditzen & Beinder, 2011; sowie Homan, Davies & Norman, 2007).

Tabelle 11: Umweltursachen und Lebensstilfaktoren mit Einfluss auf die Fertilität

Schadstoffe	Am besten nachgewiesen für radioaktive Strahlung, Pestizide und Phthalate
Alter	Bei Frauen Verschlechterung der Fertilität ab 35; Zunahme der Inzidenz von Gendefekten und Risiko von Spontanaborten Bei Männern Alterseffekt auf die Spermienqualität
Rauchen	Veränderung der Hormonkonzentrationen und Verdickung der Schutzhülle der Eizelle, Reduktion der Produktion, Beweglichkeit und Morphologie der Spermien und vermehrte DNA-Schäden Tiefere Behandlungserfolge bei Raucherpaaren
Gewicht	Beeinträchtigung der Homöostase durch Über- und Untergewicht, vermehrt Ovulations- und Menstruationsstörungen; geringerer Behandlungserfolg bei Body Mass Index (BMI)>25 Bei Untergewicht Verschlechterung der GnRH-Aktivität durch verringerte Leptin-Ausschüttung der Adipozyten und vermehrter Gherlin-Ausschüttung
Ernährung	Noch widersprüchliche Datenlagen, es gibt aber keine spezifischen Nahrungsmittel oder Ernährungssupplemente, die die Chance auf eine Konzeption erhöhen. Einnahme von Folsäure vor der Schwangerschaft und ausreichende Vitaminzufuhr wichtig für den Schwangerschaftserhalt und die fetale Entwicklung

Tabelle 11: Fortsetzung

Sport	Erhöhung der die Eierstockfunktion beeinflussenden Insulin-Empfindlichkeit bzw. der Testosteron-Ausschüttung durch ausgewogenes körperliches Training; Hochleistungssport mit erhöhter Amenorrhö-Rate assoziiert
Koffein	Vor allem Daten aus retrospektiven Studien mit widersprüchlichen Ergebnissen; Einfluss von starkem Koffeinkonsum (> 500 mg/Tag) auf die Fertilität bei Frauen.
Alkohol, Drogen	Insgesamt widersprüchliche Datenlage aus retrospektiven Studien; hohe Mengen Alkohol aber nachweislich schädlich für Fertilität bei beiden Geschlechtern; Opiate, Cannabis und Kokain beeinflussen Haushalt der Sexualhormone und damit die Fertilität

Stressbelastung

Die Bedeutung von Stress auf die Fruchtbarkeit ist nicht abschließend geklärt, unterschiedliche Maße und eine Vermischung zwischen Sterilität durch Stress und Stress durch Sterilität erschweren bisher ein umfassendes Verständnis. Die Ausschüttung der stressbezogenen Hormone der Hypothalamus-Hypophysen-Nebennierenrinden-Achse (HHNA) interagiert mit der HHG-Achse. So hemmt Cortisol die Freisetzung von GnRH, LH und Östradiol bzw. Testosteron beim Mann, während auf zentralnervöser Ebene der hemmende Einfluss des Corticotropen Releasinghormons CRH, Arginin-Vasopressin und Betaendorphinen auf das GnRH bekannt sind (zusammenfassend siehe Ehlert, 2011). Zudem gibt es Hinweise, dass eine starke Aktivität des Sympathoadrenalen System die Konzeptionsdauer verlängert (Louis et al., 2011). Das Ausmaß des subjektiv berichteten Stresses wird mit unregelmäßigeren Menstruationszyklen (Hjollund et al., 1999) und beim Mann mit einer reduzierten Spermienqualität in Verbindung gebracht (Li, Lin & Cao, 2011).

Stresshormone können Funktionalität der HHA beeinträchtigen

Die prospektiven Studien zur Bedeutung von Stress im Rahmen einer Fertilitätstherapie und dem Behandlungserfolg sind heterogen. Auch verschiedene Übersichtsarbeiten kommen zu unterschiedlichen Schlüssen, was mit der Anzahl und Heterogenität der berücksichtigen Studien zusammenhängt und einem unterschiedlichen Outcome (positiver Schwangerschaftstest oder positive Herzaktion im Ultraschall, ab der 6. SSW nachweisbar) (Boivin, Griffiths & Venetis, 2011; Homan et al., 2007; Matthiesen, Frederiksen, Ingerslev & Zachariae, 2011). Unter Berücksichtigung zentraler Moderatorvariablen zeigt sich u. a., dass der negative Einfluss von Angst und depressiver Stimmung auf den Behandlungserfolg bei Frauen mit einer längeren Sterilitätsanamnese ausgeprägter ist. Somit könnte vor allem *chronischer* Stress den Verlauf einer Kinderwunschbehandlung beeinträchtigen.

Rolle von erlebtem Stress auf Resultat der Fertilitätstherapie nicht abschließend geklärt

Psychopathologie

Wie in anderen Gesundheitsbereichen fokussierten die Anfänge der psychosomatischen Forschung auf die Suche nach einer „infertilen Persönlichkeit" und bestimmten Persönlichkeitszügen, die mit der Kinderlosigkeit einhergehen, was sich als wissenschaftlich nicht haltbar erwiesen hat (siehe Ditzen, Loucks & Berga, 2010). Auch die Annahme, dass eine ungewollte Kinderlosigkeit einem unbewussten Konfliktgeschehen zuzuschreiben ist, ist wissenschaftlich überholt.

Neben dem Einfluss von Essstörungen und Substanzabusus weisen die Untersuchungen zu affektiven Störungen insbesondere bei Frauen mit bipolaren affektiven Störungen auf Zyklusstörungen hin (vor der Behandlung; Williams, Marsh & Rasgon, 2007). Die Rolle von psychischen Störungen auf die Fertilität ist insgesamt komplex: So können die endokrinen Korrelate der psychischen Störung, Psychopharmaka, eine störungsassoziierte Veränderung der sexuellen Aktivität und ungünstiges Gesundheitsverhalten die Fertilität in diesen Fällen beeinträchtigen.

Intra- und interpersonelle Ressourcen in der Bewältigung

Neben diesen die Kinderlosigkeit bedingenden und deren Verlauf beeinflussenden Faktoren gibt es verschiedene Merkmale, die mit einer stärkeren psychischen Reaktion assoziiert sind:

- *Kognitive Bewertungsprozesse:* Eine hohe Bedeutungszuschreibung (Kinderlosigkeit und Elternschaft) geht mit höherem Leidensdruck, eine Bewertung der positiven Anteile der gemachten Erfahrung mit niedrigerer Belastung einher (Lopes & Leal, 2012).
- *Soziokultureller Kontext:* In allen Kulturen kommt der Fruchtbarkeit seit jeher eine zentrale Bedeutung zu (siehe Hammer Burns & Covington, 2006). Im Zuge der sozialen Veränderungen in der zweiten Hälfte des letzten Jahrhunderts sind auch bewusst kinderlose Lebenspläne möglich geworden. Bis heute wird aber die Wichtigkeit einer Elternschaft durch kulturelle und soziale (auch familiäre) Vorgaben bzw. Erwartungen geprägt.
- *Inter- und intrapersonelle Ressourcen:* Soziale Unterstützung, Partnerschaftszufriedenheit und problemorientierte Copingstrategien, sicherer Bindungsstil und Religiosität sind mit niedrigerer psychischer Belastung assoziiert. Neuere Untersuchungen zeigen die Bedeutung *emotional-regulatorischer Prozesse* (Fähigkeit zur Akzeptanz und Mitgefühl) auf und geben damit eine Grundlage für die mögliche Wirksamkeit der neueren akzeptanzorientierten Interventionsansätze (Pinto-Gouveia, Galhardo, Cunha & Matos, 2012).

Fähigkeit zur Akzeptanz und Mitgefühl unterstützt die psychische Anpassung

Psychobiologisches Modell

Die erläuterten Faktoren, die zur Kinderlosigkeit beitragen und auf den Behandlungsverlauf einwirken können, sind in Abbildung 5 in einem multifaktoriellen Modell dargestellt. Jeder Faktor ist bei jedem Paar unterschiedlich zu gewichten. Von Betroffenen wird der Einfluss psychologischer Faktoren als alleinige Ursache von Infertilität im Allgemeinen stark überschätzt. Diese psychologischen Konzepte werden oftmals auch durch Mythen und Anekdoten unterstützt („Entspann dich mal, denk nicht mehr daran und dann wirst du schwanger"), die an die Betroffenen durch ihr Umfeld herangetragen werden. Insbesondere die Frage nach der Bedeutung von psychosozialem Stress während der Kinderwunschbehandlung auf das weibliche Reproduktionssystem ist nicht abschließend geklärt. Dagegen sind die Auswirkungen von chronischem Stress auf eine Verschlechterung der Samenqualität besser nachgewiesen.

Bedeutung psychischer Faktoren für die Erklärung des unerfüllten Kinderwunsches wird oftmals überschätzt

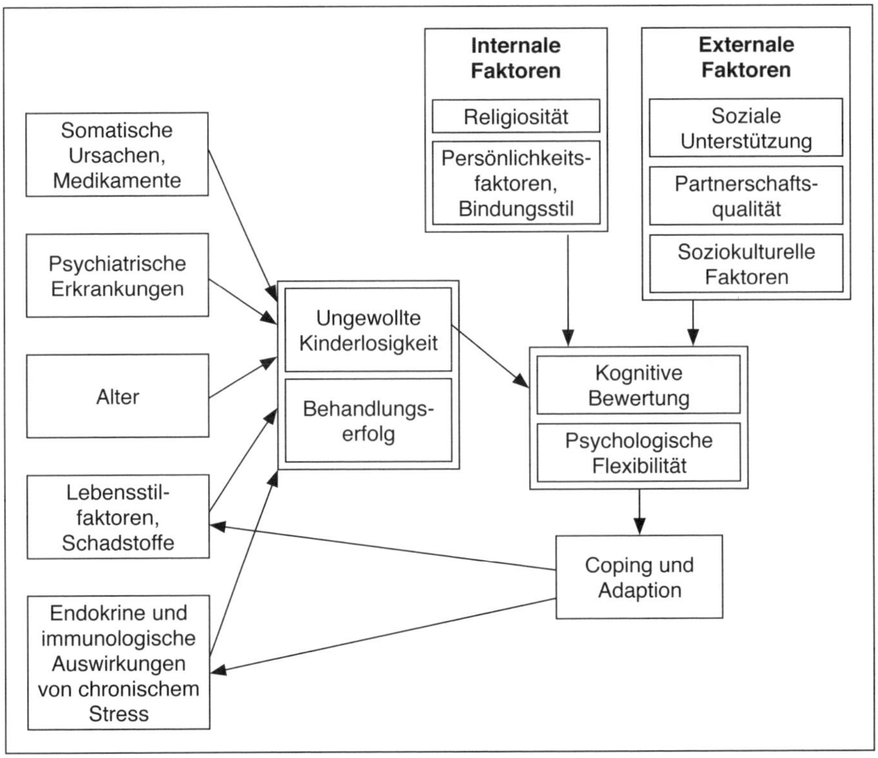

Abbildung 5: Psychobiologisches Modell der ungewollten Kinderlosigkeit (adaptiert nach Verhaak & Hammer Burns, 2006)

2.3 Diagnostik und Indikation bei unerfülltem Kinderwunsch

Für die medizinische und psychosoziale Diagnostik und Behandlung gibt es verschiedene Leitlinien für die allgemeine Beratung, jedoch auch für komplexere Fragestellungen (u. a. HIV-Diskordanz, Samenspende, vgl. weiterführende Literatur zu Kapitel 2 auf Seite 99).

2.3.1 *Medizinische Anamnese und Diagnostik*

Die medizinische Diagnostik fällt in den Aufgabenbereich des Arztes und soll hier nur kurz im Überblick dargestellt werden. Ziel der diagnostischen Abklärung ist die Aufdeckung der Sterilitätsursache, die Einschätzung der Prognose und die Vorbereitung einer allfälligen Schwangerschaft (evtl. Impfungen, Folsäureverschreibung u. a.).

Wesentliche Informationen können aus einer sorgfältigen Anamneseerhebung, inkl. Familienanamnese, gewonnen werden. Die körperlichen Untersuchungen bei der Frau (sogenannte „Zyklusüberwachung") erfolgen an definierten Tagen über den Zyklus hinweg und bestehen aus Ultraschalluntersuchungen zur Untersuchung von Eierstöcken und Gebärmutter sowie aus Abstrichuntersuchungen und Blutentnahmen u. a. zur Hormonanalyse und Infektabklärung. Gegebenenfalls sind noch weiterführende Untersuchungen zur Beurteilung der Eileiterdurchgängigkeit oder operative Abklärungen mittels Gebärmutterspiegelung oder Bauchspiegelung sinnvoll und notwendig. Die Untersuchung des Mannes beinhaltet eine allgemeingesundheitliche und andrologische Anamnese, eine Hormon- und Ejakulatanalyse sowie eine körperliche Untersuchung mit Ultraschall der Hoden und Nebenhoden.

2.3.2 *Psychologische Basisdiagnostik*

Psychologische Betreuung grundsätzlich für alle Paare empfohlen

Grundsätzlich sollte allen Paaren zu jedem Zeitpunkt in der Behandlung eine psychologische Beratung und Unterstützung angeboten werden. Das Erstgespräch findet wenn immer möglich im Paarsetting statt. Die Ziele der psychologischen Basisdiagnostik (vgl. Tabelle 12) sind

- die Exploration der psychischen Belastung und die Indikationsstellung für eine psychologische Weiterbetreuung,
- unter Umständen die Indikationsstellung für die Durchführung reproduktionsmedizinischer Maßnahmen bei Paaren mit Merkmalen, die die Betreuung eines eigenen Kindes erschweren können (schwere psychische und körperliche Krankheiten).

Tabelle 12: Psychologische Basisdiagnostik bei ungewollter Kinderlosigkeit

Anamnese der ungewollten Kinderlosigkeit	– Anamnese der Kinderlosigkeit – Auswirkungen der ungewollten Kinderlosigkeit – Bedeutung des Kinderwunsches – Eigenes Erklärungsmodell der ungewollten Kinderlosigkeit
Psychosoziale Anamnese	– Aktuelle und vergangene psychische Störungen und Belastungen – Stresserleben und -verhalten – Sexualanamnese – Gesundheitsverhalten – Aktuelle Stressoren und Ressourcen
Selbstbeurteilungsfragebogen	– FertiQoL (Boivin, Takefman et al., 2011a) – FKW (Hölzle & Wirtz, 2001)

Erstgespräch mit dem Paar

Das Erstgespräch soll einen globalen Eindruck über den bisherigen Verlauf der ungewollten Kinderlosigkeit, vergangene und aktuelle Stressoren und das allgemeine Funktionsniveau des Paares und jedes Einzelnen geben.

Merke:

Eine vergangene oder aktuelle schwere Exazerbation einer psychischen Störung, Störungen durch den Gebrauch psychotroper Substanzen, der Wunsch nach Inanspruchnahme einer Leihmutterschaft, Eizellspende (momentan nicht in allen europäischen Ländern möglich) oder Samenspende, eine Krebs- oder HIV-Erkrankung und sexuelle Gewalt in der Vorgeschichte sollten eine weiterführende psychologische Abklärung und Beratung nach sich ziehen.

Die *Anamnese der ungewollten Kinderlosigkeit* umfasst folgende Bereiche:

- Dauer der Kinderlosigkeit,
- bisherigen Abklärungen und Ursache der Kinderlosigkeit,
- subjektives Erklärungsmodell der Kinderlosigkeit,
- bisherige Behandlungen,
- Erleben von Diagnostik und Behandlung (körperlich, psychisch, interaktionell),
- Ängste und Befürchtungen gegenüber Maßnahmen der künstlichen Befruchtung.

Zudem werden die Auswirkungen der ungewollten Kinderlosigkeit auf die Partnerschaft und die Sexualität, der Umgang des Paares mit dem Thema innerhalb und außerhalb der Partnerschaft und die Auswirkung auf den psychischen, beruflichen und sozialen Bereich und Bewältigungsstrategien und Ressourcen erfasst.

Einengung auf den Kinderwunsch ist für die Adaptation prognostisch ungünstig

Wichtig ist die Einschätzung, ob eine übermäßige Fixierung auf und Idealisierung der Elternschaft vorliegt und ob es darunter zu einer Vernachlässigung anderer Lebensbereiche gekommen ist.

Die *psychosoziale Anamnese* erfasst aktuelle psychische Störungen und sonstige familiäre, berufliche und finanzielle Stressoren sowie die Art und Behandlung von psychischen Störungen in der Vorgeschichte. Für die Sexualität wird das aktuelle Sexualverhalten, die sexuelle Entwicklung und bisherige Erfahrungen (inkl. sexuelle Gewalt) sowie die Auswirkung des Kinderwunsches auf die Sexualität erfasst und allenfalls eine Abklärung sexueller Funktionsstörungen vorgenommen.

Neben dem Gesundheitsverhalten werden zudem Ressourcen und Belastungsfaktoren aus dem sozialen Netz (Reaktionen von Familie und Bekanntenkreis auf die ungewollte Kinderlosigkeit) und der Partnerschaft (Entwicklungsgeschichte, Stärken und Schwächen der Partnerschaft, Gemeinsamkeiten und Unterschiede in der Reaktion auf Kinderlosigkeit und bzgl. der Einstellung zu reproduktionsmedizinischen Maßnahmen) exploriert.

Fragebogen

Der *Fertility Quality of Life Tool (FertiQoL)* von Boivin, Takefman und Braverman (2011a) misst anhand 36 Items den Einfluss von Fertilitätsproblemen und -behandlung auf die Lebensqualität. Er wurde in 20 Sprachen übersetzt und ist im Anhang dieses Buches zu finden (vgl. Seite 118).

Der *Fragebogen zum Kinderwunsch (FKW)* von Hölzle und Wirtz (2001) erfasst mit 20 Items Motive und konflikthafte Aspekte eines Kinderwunsches ungewollt kinderloser Paare.

2.4 Indikation der Kinderwunschbehandlung

2.4.1 Einschränkungen durch die Gesetzgebung

Im Gegensatz zur spontan entstehenden Schwangerschaft wird der Arzt im Rahmen einer reproduktionsmedizinischen Therapie selbst aktiv. Daraus ergibt sich, dass eine Indikation zu Behandlung und Elternschaft gestellt werden muss, zu der es eine gesetzliche Grundlage gibt. Paare, bei denen die Indikation nicht gestellt wird, können dies als ungerecht erleben, vor allem im Vergleich zu fruchtbaren Paaren, die ihre Verantwortung gegenüber eigenen Kindern nicht wahrnehmen können oder wiederholt Schwangerschaftsabbrüche durchführen. Die Indikation für eine Kinderwunsch-Behandlung wird immer auch im Interesse des Kindswohls gestellt.

Kontraindiziert ist ihre Durchführung (siehe auch Caruso Klock, 2006)
- bei Faktoren, die in Frage stellen, ob die Eltern voraussichtlich bis zur Mündigkeit des Kindes für dessen Pflege und Erziehung sorgen können (hohes Alter, persönliche Lebensbedingungen),
- wenn die Freiwilligkeit zur Behandlung durch einen der beiden Partner nicht gegeben ist.

2.4.2 Indikation psychologischer Therapien

Die Empfehlung einer psychologischen Betreuung besteht grundsätzlich für alle Paare. Die psychologische Unterstützung liegt in der Psychoedukation, Hilfe bei der Entscheidungsfindung, Stressreduktion im Sinne einer Veränderung von Kontrollüberzeugungen und Bewältigung von behandlungsassoziierten Belastungen, der Förderung eines realistischen Optimismus und einer Entlastung durch soziale Unterstützung (Ningel & Strauß, 2000). Die psychologische Betreuung erfolgt im Einzel-, Paar- oder Gruppensetting. Nach Boivin und Kollegen (2001) besteht eine Beratungs- bzw. Behandlungsindikation vor, während und/oder nach der Kinderwunschbehandlung bei:
- Patienten mit hohem Belastungsniveau (ca. 20 % der Sterilitätspatienten),
- Behandlung mit Samen- oder Wunsch nach Eizellspende,
- Patienten mit psychischen Störungen und partnerschaftlichen Problemen, die durch eine Behandlung oder Schwangerschaft erneut auftreten oder exazerbieren könnten,
- Bedarf einer genetischen Beratung aufgrund eines erhöhten Risikos der Übertragung einer Erkrankung.

2.5 Therapie bei ungewollter Kinderlosigkeit

Interdisziplinäre Betreuung mit gegenseitigem Austausch für verbesserte Betreuung der Betroffenen

Die Therapie erfolgt auf einem Kontinuum von Beratung bis hin zu intensiver Psychotherapie. In den Beratungsprozess sind u. U. verschiedene Fachpersonen involviert. Der Psychotherapeut sollte über ein Basiswissen zur medizinischen Behandlung verfügen. Eine interdisziplinäre Betreuung mit gegenseitigem Austausch zwischen Psychotherapeut und Arzt/Ärztin verbessert die Betreuung der Betroffenen.

2.5.1 Medizinische Behandlung

Idealerweise findet sich im Rahmen der Abklärungen ein fruchtbarkeitshemmendes Problem, welches therapiert werden kann, so dass danach eine Schwangerschaft spontan entstehen kann. Sollten jedoch weiterführende reproduktionsmedizinische Therapien notwendig sein, ist die Wahl der richtigen Behandlungsmethode nur nach sorgfältiger Indikationsstellung möglich. Tabelle 13 stellt die gängigen medizinischen Verfahren zur Kinderwunschbehandlung und die Interventionen für die Frau zusammenfassend dar. Die Anforderungen an den Mann bestehen bei allen Methoden darin, nach einer zwei- bis siebentägigen Karenzzeit ein Ejakulat abzugeben, welches dann andrologisch (in Abhängigkeit der Befruchtungsmethode) aufgearbeitet wird. In wenigen Fällen bedarf es eines Eingriffs zur direkten Spermiengewinnung aus dem Hoden oder Nebenhoden.

Behandlungsintensität und damit -belastung ist für Frauen deutlich höher als für Männer

Tabelle 13: Medizinische Verfahren zur Behandlung bei Kinderwunsch

Verfahren	Beschreibung der Methode	Interventionen bei der Frau
Hormonstimulation und Insemination	– Reifenlassen der Eibläschen – Auslösen des Eisprungs – künstliches Einbringen des männlichen Samens	– Hormonspritzen zur Follikelreifung – Überwachung der Eizellreifung mittels Ultraschall – Auslösen des Eisprungs durch Hormonspritze ca. 10. bis 12. Zyklustag – Einspritzen des aufbereiteten Samens (bei IUI) mittels Katheters, meist schmerzlos – Schwangerschaftstest nach 14 Tagen
In-vitro-Fertilisation IVF	– Hormonstimulation und Entnahme von reifen Eizellen aus den Eierstöcken – Zusammenbringen von Eizellen und Samenflüssigkeit – Nach Befruchtung und Zellteilung Einbringen von max. drei Eizellen in die Gebärmutter	– Hormonspritzen zuerst zur *Downregulation* der Eierstöcke, danach zur Überstimulation für Reifung der Follikel (Spritzengabe meist durch Frau selbst) – Auslösen des Eisprungs durch Hormonspritze – *Follikelpunktion:* nach 36 Stunden unter Narkose Entnahme der Follikelflüssigkeit durch die Scheide – *Embryonentransfer:* Übertragung der Embryonen mittels Katheter unter Ultraschallkontrolle direkt in die Gebärmutterhöhle; meist schmerzlos – Gestageneinnahme, um Einnistung zu unterstützen – Schwangerschaftstest nach 14 Tagen
ICSI – Intrazytoplasmatische Spermieninjektion	– Gleiche Eizellreifung und Entnahme wie bei IVF – Eine besonders potente Samenzelle wird in die entnommenen Eizellen mit einer feinen Nadel injiziert und nach Befruchtung und Zellteilung Einbringen in die Gebärmutter	– Siehe IVF

2.5.2 Psychologische Behandlungselemente

Die Mehrzahl der Behandlungskonzepte bezieht sich auf das Paarsetting, es kann aber auch sein, dass ein Partner, häufiger die Frau, für sich selbst Hilfe sucht. Dem Internet kommt auch hier eine zunehmende Bedeutung zu und es gibt bereits einige internetbasierte Interventionsprogramme (bspw. Haemmerli, Znoj & Berger, 2009). Je nach Indikation zur psychologischen Begleitbehandlung unterscheiden sich die Inhalte und fokussieren stärker auf Beratung und Entscheidungsfindung bzw. auf Bewältigung. Folgende Aspekte tragen zur Besonderheit der psychotherapeutischen Arbeit bei Paaren mit unerfülltem Kinderwunsch bei (Boivin et al., 2001):

Die psychotherapeutische Arbeit bezieht sich auf Lebensziel, dessen Erfüllung nicht gesichert ist

- Der zentrale Fokus liegt auf einem nicht erfüllten Wunsch oder Lebensziel. Die Mehrzahl der Paare weisen keine psychischen Störungen auf, die es zu behandeln gilt.
- Der Wunsch nach einem Kind bezieht eine noch nicht vorhandene, vorgestellte dritte Person mit ein, deren Merkmale jedoch in Entscheidungsprozessen und in der Behandlung nicht zum Tragen kommen, dennoch berücksichtigt werden (Kindswohl).
- Die Behandlung beinhaltet oftmals wiederholte Interventionen, die erfolgreich oder nicht erfolgreich sind. Dieser lange Prozess der Hoffnung und Enttäuschung stellt eine besondere emotionale Belastung dar.
- Die Kinderwunschbehandlung greift in einen intimen Lebensbereich der Paare ein. Damit werden die Paardynamik, Sexualität und die Bewältigungsmöglichkeiten unweigerlich Thema.

2.5.2.1 Behandlungsziele

Die Ziele der Behandlung richten sich nach der Phase der Auseinandersetzung bzw. Behandlung, in der sich das Paar befindet. Tabelle 14 stellt die einzelnen Behandlungsphasen dar und beschreibt die jeweiligen Ziele der psychologischen Behandlung. Auf spezifische Beratungssituationen (lesbische Paare, Migranten, Gametenspende, genetische Beratung) wird an dieser Stelle nicht eingegangen, eine gute Übersicht dazu bieten die ESHRE-Guidelines (Boivin et al., 2001).

Tabelle 14: Behandlungsziele

Phasen	Ziele der psychologischen Behandlung
Wahrnehmen, dass ein Fertilitätsproblem vorliegt und medizinische Evaluation	– Verständnis für Diagnose und Behandlungsmöglichkeiten fördern – Individuelle Bedeutung der Diagnose verstehen und Versuch der Klärung der Kinderwunschmotivation – Entscheidungshilfe bezüglich einzelner medizinischer Behandlungsschritte – Gesundheitsverhalten fördern – Aktivierung der Bewältigungsressourcen des Paares

Tabelle 14: Fortsetzung

Phasen	Ziele der psychologischen Behandlung
Durchführung der Phase der medizinischen Behandlung	– Verständnis für Behandlung fördern – Bewältigungsmöglichkeiten unterstützen und fördern: • Ressourcenaktivierung • Stressmanagement • Verbesserung der Kommunikation miteinander und mit Außenstehenden (auch Behandelnde) – Auf Behandlungsresultat vorbereiten – Gesundheitsverhalten fördern – Sexuelle Störungen erkennen und behandeln – Druck nehmen, dass eine Schwangerschaft nun sofort eintreten muss
Behandlungsmisserfolg inkl. Abortgeschehen und erneute Behandlung	– Unterstützung bei der Verarbeitung – Trauerarbeit nach Abortgeschehen – Unterstützung bei der Entscheidungsfindung über das weitere Vorgehen
Entscheidung, die Behandlung abzuschließen und Auseinandersetzung mit verändertem Lebensplan	– Unterstützung bei der Entscheidung, die Behandlung zu beenden, obwohl diese ev. weitergeführt werden könnte – Unterschiede der Partner in der Bereitschaft für ein Behandlungsende bearbeiten – Trauerprozess fördern – Erarbeitung alternativer Perspektiven ohne leibliches Kind (Adoption, Pflegeelternschaft, Kinderlosigkeit etc.) – Eventuelle sexuelle Störungen behandeln
Jederzeit möglich: Adaptation an eine Schwangerschaft und Elternschaft (siehe Kapitel 3)	– Unterstützen und Verständnis fördern – Gefühle der Unwirklichkeit und Ambivalenz gegenüber Schwangerschaft, Kind und Elternschaft normalisieren – Umgang mit Ängsten und Unsicherheiten in der Schwangerschaft und Elternschaft – Bei Mehrlingen: realistische Einschätzung über vorhandene Ressourcen entwickeln und evtl. Unterstützungsnetz aufbauen

Entsprechend den vielseitigen Zielen integriert die Therapie verschiedene Interventionen zur Förderung des Copings, um ein der Situation angepasstes individuelles, partnerschaftliches und soziales Funktionsniveau zu erzielen.

2.5.2.2 Psychoedukation

Die Inhalte richten sich nach der Phase der Behandlung. Bei den teilweise komplexen medizinischen Informationen besteht die Rolle des Psychotherapeuten darin, das Verständnis der Paare in Bezug auf die erhaltenen Informationen durch den Arzt zu überprüfen, offene Fragen und Unsicherheiten zu identifizieren und die Paare evtl. zu motivieren, diese mit dem Arzt zu klären. Die Inhalte der Psychoedukation durch den Psychotherapeuten beziehen sich auf die folgenden Themen

- Psychische Reaktionen auf die Diagnose, während der Behandlung, bei Behandlungsabschluss oder Schwangerschaft sowie partnerschaftliche und soziale Veränderungen. Dabei soll auch auf das erhöhte Abortrisiko thematisiert werden.
- Vermittlung eines biopsychosozialen Verständnisses der Sterilität und den eigenen Möglichkeiten (in Ergänzung zu den Möglichkeiten der Medizin), damit umzugehen.
- Informationsvermittlung über Fertilität beeinträchtigendes Gesundheitsverhalten.

Paare unterscheiden sich in ihrem Bedürfnis an Informationen, ebenso ist es für viele verunsichernd, wenn sie aus verschiedenen Quellen teilweise widersprüchliche Informationen erhalten. Thematisiert werden sollten hierbei die Möglichkeiten, aber vor allem auch Grenzen des Internets.

2.5.2.3 Entspannungstechniken

Es gibt bisher keine differenzielle Indikation für die verschiedenen Entspannungstechniken bei Paaren mit ungewollter Kinderlosigkeit, deren Einsatz wird aber immer empfohlen. Einige Programme kombinieren PMR, Meditation, Yoga, AT und geleitete Imagination (bspw. Domar, Clapp, Slawsby, Kessel et al., 2000).

2.5.2.4 Kognitive Interventionen

Stressauslösende Kognitionen können sehr realitätsbezogen sein

Ein unerfüllter Kinderwunsch ist von verschiedenen belastenden aber auch realitätsbezogenen Kognitionen begleitet. So sind insbesondere die Gedanken über die Möglichkeit, dass der Wunsch nach einem leiblichen Kind nicht erfüllt werden wird, sehr wohl realistisch. Der häufig erhaltene Tipp, positiv zu denken, ist weder funktional noch situationsangepasst. Dennoch lassen sich bei Betroffenen oftmals dysfunktionale Kognitionen identifizieren, die zur emotionalen Belastung mit beitragen:

- *Zu Hoffnungslosigkeit und depressiver-ängstlicher Verstimmung* („Ohne Kinder ist mein Leben sinnlos“; „Es ist eine Katastrophe, wenn auch diese Behandlung nicht erfolgreich ist“; „Ich werde nie Kinder haben“; „Ich muss möglichst rasch schwanger werden und darf keine Zeit mehr verlieren“).
- *Zu Schuldgefühlen* („Hätte ich nur nicht so lange gewartet mit dem Kinderkriegen“; „Hätte ich nur nicht geraucht“; „Ich bin während der Behandlung zu gestresst gewesen, das konnte ja nicht klappen“).
- *Zu negativem Selbstwerterleben* („Ich bin kein richtiger Mann/keine richtige Frau, wenn ich nicht in der Lage bin, Kinder zu bekommen“; „Mein Körper ist defizitär“).

Das Erfassen und Bearbeiten von belastenden Situationen im Zusammenhang mit der Kinderlosigkeit (bspw. Kontakt mit Schwangeren; Fragen

Erfassen und Bearbeiten von belastenden Situationen in Zusammenhang mit der Fertilitätsbehandlung als fester Bestandteil psychotherapeutischen Vorgehens

durch das Umfeld) und der Behandlung (bspw. Erleben des Embryotransfers) ist ein fester Bestandteil des psychotherapeutischen Vorgehens. Hierüber können dysfunktionale Kognitionen und ihre Auswirkungen auf das eigene Erleben und Verhalten identifiziert werden. Darauf folgt das Entwickeln eines hilfreichen, unterstützenden inneren Selbstgesprächs.

Merke:

Die dysfunktionalen Kognitionen bei Kinderlosigkeit sind nicht unbedingt irrational. Neben Techniken zur Realitätsüberprüfung kommen immer auch Strategien zur Förderung der Akzeptanz und Toleranz gegenüber der Kinderlosigkeit und den damit begleiteten belastenden Emotionen zum Einsatz.

Fragen des Therapeuten können sein:

- *Förderung bewältigungsorientierter Kognitionen:* Trägt die Beschäftigung mit dieser Frage dazu bei, dass Sie mit der Kinderlosigkeit zurechtkommen?
- *Entkatastrophisieren:* Was wäre wirklich, wenn diese Behandlung nicht erfolgreich wäre? Wie würde es Ihnen danach gehen? Und wie würde Ihr Leben ein Jahr, fünf Jahre später aussehen?
- *Realitätsüberprüfung:* Ist das ein (Angst-)Gedanke oder ist das JETZT gerade Realität? Kennen Sie jemanden, der in dieser Situation einen anderen Gedanken hätte?
- *Verändern von Absolutismen:* Gibt es einen Unterschied, wenn Sie sich sagen „Ich werde nie ein Kind haben“ oder wenn Sie sich sagen „Vielleicht werde ich nie ein Kind haben, aber ich habe ganz viel unternommen, um meine Chancen auf eine Schwangerschaft zu optimieren“.
- *Förderung von Akzeptanz:* Nehmen wir mal an, Sie könnten dieses Gefühl im Moment nicht verändern oder wegmachen. Was würde es leichter machen, es im Moment einfach da sein zu lassen? Was könnten Sie tun oder sich zu dieser Situation sagen, so dass das Gefühl leichter zu tragen wäre?

2.5.2.5 Ressourcenaktivierung

Ressourcenaktivierung wirkt dem Verstärkerverlust aufgrund einer Einengung auf den Kinderwunsch entgegen

Ungewollte Kinderlosigkeit und eine Behandlung führen häufig zu vielseitigen Veränderungen im sozialen, beruflichen, partnerschaftlichen Bereich, in der Freizeit und den Interessen. Während die Strukturiertheit einer Kinderwunschbehandlung entsprechende Anpassungen erfordert, erleben viele Paare durch die stete Beschäftigung mit der Kinderlosigkeit einen Verstärkerverlust durch die Vernachlässigung bisheriger Interessen.

Die Therapie zielt daher auf eine Ressourcenaktivierung ab, den Einbau von Verstärkern und das Fördern von sozial unterstützenden Aktivitäten und Kontakten.

Hierfür verwenden Haemmerli und Kollegen (2008) den Aktivitäten-Kuchen. Das Paar wird gebeten, in einem Kreisdiagramm die für jeden Partner wichtigen Lebensbereiche (Partnerschaft, Arbeit, Freizeit und Sport, Hobbys, Freunde, Familie etc.) einzutragen, dabei stellt die Größe des Kuchenstücks die Wichtigkeit des Lebensbereiches dar. Ein erstes Kreisdiagramm stellt die Lebensbereiche vor dem akuten Kinderwunsch dar, ein zweites Diagramm spiegelt die aktuelle Situation wider. Ausgehend davon wird mit dem Paar untersucht, welche Ressourcen reaktiviert werden können bzw. welche neuen Verstärker eingebaut werden können.

2.5.2.6 Förderung problemorientierter Bewältigung

Im Alltag und während der Behandlung lassen sich verschiedene Stressoren antizipieren, die für viele ungewollt kinderlose Paare eine Belastung darstellen (vgl. Tabelle 15). Diese werden in der Therapie besprochen und Handlungspläne für diejenigen Aspekte der Situation erstellt, die beeinflussbar sind. Ziel ist es, ein situationsangepasstes Verhalten zu fördern und eine Belastungsreduktion zu erzielen.

Tabelle 15: Häufige Stressoren von Kinderwunschpaaren

Behandlung	– Nebenwirkungen von Hormonspritzen – Durchführung der Follikelpunktion – Embryotransfer – Wartezeiten zwischen Untersuchungen/Behandlungen und Schwangerschaftstest – Schwangerschaftstest – Behandlungsmisserfolg – Interpersonelle Stressoren – Abort – Zeitlicher Druck, möglichst rasch schwanger zu werden
Arbeit	– Fehlzeiten
Soziales Umfeld	– Fragen zum Kinderwunsch, verletzende Äußerungen – Kontakte mit Schwangeren und jungen Eltern und Babys – Wunsch der eigenen Eltern nach einem Enkelkind

2.5.2.7 Paartherapeutische Elemente

Zur Verbesserung der Bewältigung der unerwünschten Kinderlosigkeit in der Partnerschaft werden Interventionen zur Förderung des gegenseitigen Verständnisses, Verbesserung der Kommunikation und Förderung von partnerschaftlichen Ressourcen (anderorts ausführlich beschrieben, siehe Bodenmann, 2004) eingesetzt. So kann es indiziert sein, die Gespräche über die Kinderlosigkeit auf geplante Zeitfenster zu begrenzen und Kinderwunsch-unabhängige Aktivitäten und Interessen zu pflegen. Bei Paaren, die wenig offen mit ihrer Sterilität umgehen, gilt es zudem zu eruieren, wer aus dem sozialen Netz darüber informiert und um Unterstützung angefragt werden kann.

Pflege von Kinderwunsch-unabhängigen Interessen in der Partnerschaft fördern

Eine ungewollte Kinderlosigkeit wirkt sich bei vielen Paaren auf die Sexualität aus. Unter anderem kommt es zu Veränderungen der sexuellen Interaktion, mit weniger lustorientiertem und einseitigerem Verhalten. Geschlechtsverkehr wird über längere Zeit zyklusorientiert geplant (Sex auf Kommando), häufiger als sonst durch die Frau initiiert, sexuelle Dysfunktionen können auftreten, insbesondere Appetenzlosigkeit und zu einer paardynamischen Herausforderung werden (Hammer Burns, 2006; Wischmann, 2010). Der Kasten fasst die relevanten sexualtherapeutischen Themen zusammen. Dabei kommen unspezifische sexualtherapeutische Interventionen, bspw. zur Förderung der Kommunikation über sexuelle Bedürfnisse, Psychoedukation oder die störungsspezifische Behandlung einer sexuellen Dysfunktion zum Einsatz. Daneben zielt die Sexualtherapie bei Kinderwunschpaaren aber vor allem auch darauf ab, ein an der Fortpflanzung orientiertes sexuelles Repertoire gegenüber Dimension der Lust, des Spiels und einer nicht nur koitalen Sexualität zu öffnen (bspw. Sex außerhalb der fruchtbaren Tage, gegenseitige Befriedigung, Förderung der Lust durch Erotika etc.).

Förderung der Dimensionen in der Sexualität, die sich nicht auf die Fortpflanzung beziehen

Therapeutische Empfehlungen zur Sexualberatung bei Kinderwunschpaaren

- Exploration der sexuellen Zufriedenheit und Erleben, nach sexuellen Problemen fragen.
- Partnerschaftliches Gespräch über Sexualität fördern und unterstützen.
- Psychoedukation zu männlicher/weiblicher Sexualität.
- Mechanistisches, ritualisiertes und auf Fortpflanzung begrenztes sexuelles Verhalten verändern.
- Nicht-sexuelle Intimität im Allgemeinen und spielerisches, lustorientiertes sexuelles Verhalten, v. a. in Behandlungspausen, fördern.
- Sexuelle Funktionsstörungen behandeln.
- Psychische Symptome und Störungen mit Auswirkung auf die Sexualität identifizieren.
- Paar ermutigen, medizinische Fragen bzgl. Sexualität und der Sterilität mit dem Arzt zu besprechen.

2.5.2.8 Kinderwunsch verabschieden

Eine Sicherstellung der therapeutischen Begleitung über den Behandlungszeitraum hinaus ist häufig sinnvoll, um die Verarbeitung der Kinderlosigkeit und die Entwicklung neuer Lebensperspektiven zu unterstützen. 3 bis 5 % aller Paare mit einem Kinderwunsch bleiben schließlich kinderlos (Brkovich & Fisher, 1998). Der Trauerprozess setzt erst dann richtig ein, wenn das Paar sich entscheidet, keine weiteren medizinischen Schritte mehr zu unternehmen. Nach den Ergebnissen von Daniluk (1996) ist dies Voraussetzung, dass neue Lebensperspektiven entwickelt werden können.

3–5 % aller Paare mit Kinderwunsch bleiben kinderlos

Auseinandersetzung mit der und Adaptation an die Kinderlosigkeit häufig erst möglich, wenn aktive Behandlungsphase abgeschlossen wurde

Eine schlechtere psychische Adaptation und höhere Depressionswerte sind mit der Neigung zu Selbstvorwürfen, Rumination und Katastrophisierung und wenig positiver Neubewertung (Zuschreibung persönlichen Wachstums und anderer Möglichkeiten durch die Kinderlosigkeit) assoziiert (Kraaij, Garnefski & Vlietstra, 2008). Daraus lassen sich zentrale therapeutische Aufgaben ableiten:

- Unterstützung bei der Entscheidung, die Behandlung zu beenden.
- Einordnen der Erfahrungen während der Kinderwunschbehandlung und Schuldzuschreibungen (an selbst und andere) bearbeiten.
- Trauerprozess fördern und begleiten.
- Neubewertung fördern, persönliches Wachstum durch Erfahrung herausarbeiten.
- Entwicklung neuer Lebensziele.

Diese Phase der psychotherapeutischen Behandlung ist von unterschiedlicher Dauer, unter Umständen suchen Betroffene auch erst hier psychotherapeutische Unterstützung. Die im Kasten aufgelisteten Fragen stehen stellvertretend für die therapeutischen Themen dieser Behandlungsphase. Der Abschied von einem Kinderwunsch impliziert einen Trauerprozess, der das Anerkennen eines Verlustes und die diesen begleitenden schmerzhaften Emotionen ebenso beinhaltet wie die Anpassung an eine Zukunft ohne Kind und der Aufbau von neuen Lebensperspektiven, vergleichbar mit den von Worden definierten Traueraufgaben (Worden, 1991).

Hilfreiche Fragen für diese Behandlungsphase (Sewall & Hammer Burns, 2006)

- Was ist Ihnen an einer Elternschaft wichtig? Wie stellen Sie es sich vor, Vater/Mutter zu sein?
- Was macht es schwierig, ein Leben ohne Kinder zu planen? Was betrauern Sie am meisten?
- Was ist der Unterschied zwischen *kein Kind haben* und *nicht Mutter/Vater sein*?

- Was müssen Sie noch tun/klären, um die Behandlung zu beenden?
- Wie hat sich Ihre Einstellung gegenüber der Behandlung über die Zeit verändert?
- Könnte Ihr Wunsch, eine bedeutungsvolle Beziehung zu einem Kind zu haben, auf eine andere Weise verwirklicht werden?
- Welche Rituale könnten Sie darin unterstützen, den Wunsch nach einem Kind zu verabschieden?
- Überlegen Sie sich, wie Sie auf die Frage, warum Sie keine Kinder haben, reagieren wollen? Schauen Sie Ihre verschiedenen Lebensbereiche an (Partnerschaft, Arbeit, Wohnen, Freizeit etc.). Welche Veränderungen haben Sie bereits gemacht und was müssten Sie noch ändern, um ein kinderfreies Leben wertvoll zu machen?

2.6 Effektivität

Hinweise auf leicht erhöhte Schwangerschaftsrate nach psychologischer Behandlung

In den letzten Jahren der Infertilitätsforschung wurden viele psychotherapeutische Interventionen, die Mehrzahl im Gruppensetting, entwickelt. Boivin (2003) untersuchte in ihrem Review 25 Interventionsstudien aus den Jahren 1979 bis 2002 auf deren Inhalt und Wirksamkeit. Interventionen, die zu einer Verbesserung der Bewältigung führten, dauerten 6 bis 12 Wochen mit einer Nachbehandlungsperiode von mindestens 6 Monaten und enthielten folgende Elemente: *Psychoedukation und Skillstraining, Weitergabe von medizinischem Wissen sowie die Anwendung von Copingstrategien und Stressmanagement.* De Liz und Strauss (2005) untersuchten in ihrer Metaanalyse 22 Studien, publiziert zwischen 1979 und 2003, auf die Wirksamkeit psychologischer Interventionen bezüglich Angst, Depression und Schwangerschaftsrate und fanden Effektstärken (jeweils Cohens d) für eine Reduktion von Angst von 0.17 für Einzel- oder Paartherapie und 0.36 für Gruppentherapie, für die Verbesserung von depressiver Stimmung von 0.12 für Einzel- oder Paartherapie und 0.19 für Gruppentherapie. Zudem berichten sie von einer über die Studien gepolten höheren Schwangerschaftsrate (45 % mit Intervention vs. 14 % in den Kontrollgruppen). Die verschiedenen methodischen Mängel in dieser Analyse haben Haemmerli, Znoj und Barth (2009) in ihrer Metaanalyse berücksichtigt. Unter Einbezug von 21 kontrollierten Studien aus den Jahren 1978 bis 2007 berechneten die Autoren eine im Gegensatz zur Kontrollgruppe 1.42 erhöhte Schwangerschaftsrate (99 % Konfidenzintervall 1.02/1.96, $Z=2.76$, $p=0.006$) bei Patienten mit psychologischer Intervention. Die Effektstärken für die Verbesserung von Zustandsangst (Cohens $d=0.16$), Stress (Cohens $d=0.10$) und depressiver Stimmung (Cohens $d=0.17$) hingegen waren nicht signifikant.

3 Psychische Störungen in der Peripartalzeit

3.1 Beschreibung psychischer Störungen in der Peripartalzeit

Wahrscheinlich kann kein anderes Lebensereignis so viele verschiedene, intensive und widersprüchliche emotionale Erfahrungen mit sich bringen wie eine Schwangerschaft. Für viele Frauen ist die Schwangerschaft eine Zeit der Freude und gespannter Erwartung auf das neue Leben und die werdende Familie. Schwangere Frauen sehen sich aber mit einer Vielzahl an schwangerschaftsbedingten Veränderungen konfrontiert. Der Bauch wächst, der Körper fühlt sich anders an, es kann zu körperlichen Beschwerden wie Schlafproblemen, Übelkeit, Müdigkeit etc. kommen und die emotionale Befindlichkeit fühlt sich fremd an – manchmal mehr, manchmal weniger. Zudem löst die kommende Rolle als Mutter viele Fragen und Unsicherheiten aus: Ist unsere Wohnung groß genug oder müssen wir umziehen? Vielleicht sogar in ein Haus? Wie schaffen wir das finanziell? Kann ich noch genauso viel arbeiten wie bisher? Will ich das? Lässt mein Chef das zu? Werde ich noch Zeit haben, meine Freundinnen zu sehen? Habe ich noch Zeit mit meinem Partner auszugehen? Überhaupt, wie wird unsere Partnerschaft sein? Werden wir uns in Erziehungsfragen einig sein? Werde ich eine gute Mutter sein? Wird alles gut mit der Geburt und ist mein Kind gesund? Von vielen Frauen und Paaren werden diese Veränderungen gut bewältigt, bei einigen Schwangeren kommt es aber zu einer zunehmenden Belastung.

Affektive Störungen und Angststörungen häufigste psychische Störungen in der Peripartalzeit

Es wurde lange angenommen, dass das Risiko für das Neuauftreten oder die Exazerbation psychischer Störungen in der Peripartalzeit gering ist. Diese Annahme kann jedoch aus heutiger Sicht verworfen werden, denn die meisten Frauen erleben in dieser Phase Zeiten der Unsicherheit und Ängstlichkeit, bis hin zu vielfältigen physischen und psychischen Beschwerden. Bei einigen Frauen sind diese Beschwerden derart ausgeprägt und beständig, so dass die Schwangerschaft oder das Wochenbett als eine große psychosoziale Belastung wahrgenommen wird, in der psychische Störungen erstmanifestieren, rezidivieren oder bestehen bleiben (Alder, Fink, Bitzer, Hösli & Holzgreve, 2007).

Die häufigsten psychischen Störungen in der Zeit der Schwangerschaft und während/nach der Geburt (Peripartalzeit) sind die affektiven Störungen und die Angststörungen. Ängste und/oder Depressionen treten zudem auch vermehrt in subklinischer Form auf. Die wohl bekannteste affektive Störung rund um die Geburt ist die postpartale Depression (O'Hara, 2009; Wisner, Moses-Kolko & Sit, 2010).

3.1.1 Schwangerschaft und Postpartalzeit

Die *Schwangerschaft* (medizinisch: Gestation oder Gravidität, lat. graviditas) bezeichnet den Zeitraum, in dem eine befruchtete Eizelle im Körper einer werdenden Mutter zu einem Kind heranreift. Da der Zeitpunkt der Befruchtung selten klar definiert werden kann, wird die Schwangerschaftsdauer ab dem ersten Tag der letzten Menstruation berechnet und erstreckt sich über durchschnittlich 280 Tage oder 40 Schwangerschaftswochen (SSW). In den ersten acht SSW wird das heranreifende Kind als Embryo bezeichnet. Nachdem die inneren Organe ausgebildet sind (ab der neunten SSW) wird die Bezeichnung Fetus (auch: Fötus) verwendet. Der Schwangerschaftsverlauf wird in drei Abschnitte zu drei Monaten (medizinisch Trimenon oder Trimester), beziehungsweise je 13 SSW eingeteilt.

Schwangerschaftsdauer durchschnittlich 40 Wochen

Die *Postpartalzeit* (lat. Partus = Geburt, Entbindung) bezeichnet die Phase nach der Geburt eines Kindes, deren Dauer jedoch nicht exakt definiert ist. Vielfach wird deshalb ein Zeitraum von 6 Monaten oder bis zu einem Jahr als Postpartalzeit empfohlen. Als *Wochenbett* (lat. *puerperium*) bezeichnet man die Zeitspanne vom Ende der Geburt bis zur Rückbildung der schwangerschafts- und geburtsbedingten Veränderungen, was typischerweise sechs bis acht Wochen dauert.

Postpartalzeit dauert bis zu einem Jahr

3.1.2 Symptomatik

Das Erscheinungsbild von psychischen Störungen in der Peripartalzeit ist vielfältig. Unterschieden wird deshalb, zu welchem Zeitpunkt und in welchem Kontext die Beschwerden auftreten (vgl. Tabelle 16).

Psychische Störungen während der Schwangerschaft

Affektive Störungen. Die Symptome einer affektiven Störung während der Schwangerschaft können mit den depressiven Symptomen außerhalb dieser Lebensphase verglichen werden (Manber, Blasey & Allen, 2008). Somatische Symptome stehen aber häufig im Vordergrund und werden nicht selten als schwangerschaftsbedingte Beschwerden (z. B. Müdigkeit, sexuelle Dysfunktionen und Appetitveränderungen) interpretiert (Kelly, Russo & Katon, 2001; Marcus, 2009). Affektive Störungen werden deshalb oft erst spät oder gar nicht erkannt. Tabelle 17 gibt einen Überblick über depressive Symptome und ihre Besonderheit während der Schwangerschaft.

Somatische Beschwerden häufig im Vordergrund

Angststörungen und schwangerschaftsspezifische Ängste. Auch die klinisch relevanten Angststörungen (Panikstörung, Zwangsstörung, PTBS und GAS) sind in ihrem Erscheinungsbild vergleichbar mit denjenigen von nicht schwangeren Frauen. Allerdings können sich die Ängste und Sorgen vermehrt auf schwangerschaftsspezifische Inhalte beziehen.

Tabelle 16: Manifestation von Ängsten und affektiven Symptomen in der Peripartalzeit (adaptiert nach Alder & Urech, 2011)

Kontext	Beispiele
Als vorbestehende Störung	Angststörungen, affektive Störungen
Symptome entwickeln sich in der Schwangerschaft in Zusammenhang mit schwangerschaftsunabhängigen Faktoren	Paarproblematik, Probleme am Arbeitsplatz
Symptome stehen in Zusammenhang mit der Schwangerschaft, der Geburt oder der Postpartalzeit	Vor allem schwangerschaftsspezifische Angst (pregnancy related anxiety, Angst um Schwangerschaftsverlauf und um Wohlbefinden des Kindes), traumatisch erlebte Geburt, postpartale Depression
Symptome stehen im Zusammenhang mit schwangerschaftsassoziierten physiologischen und psychologischen Veränderungen	Veränderung des Körper- und Rollenbildes, Stimmungsschwankungen, Hyperemesis, Müdigkeit
Symptome sind eine Reaktion auf eine reale Bedrohung im Zusammenhang mit Schwangerschafts- oder Geburtskomplikationen	Ängste bei Frühgeburtsbestrebungen und vaginalen Blutungen

Tabelle 17: Symptome einer depressiven Episode während der Schwangerschaft (adaptiert nach Frisch & Riecher-Rössler, 2011)

Bereich	Symptome
Affektiv	*Depressive Verstimmung*, Freudlosigkeit, *Traurigkeit*, Gefühl der inneren Leere, *Reizbarkeit*, Unzufriedenheit
Kognitiv	Interesseverlust, *Denk- und/oder Konzentrationsstörungen*, verringerte Entscheidungsfähigkeit, Grübelverhalten, Gefühle von Wertlosigkeit, *Hilflosigkeit* und Hoffnungslosigkeit, Schuldgefühle*, Suizidgedanken, Suizidhandlungen
Psychomotorisch	Psychomotorische Unruhe oder Verlangsamung, *Müdigkeit, Energieverlust, Antriebslosigkeit*
Vegetativ	*Appetitstörung, Schlafstörung, sexueller Interesseverlust, gastrointestinale Beschwerden*

Anmerkung: Kursiv = Symptome können auch bei nicht depressiven Schwangeren auftreten; * = Symptome unterscheiden sich bzgl. Intensität und Inhalt von Depressionen außerhalb der Schwangerschaft.

Ein erst seit kurzem beschriebenes, noch wenig bekanntes und noch unklar definiertes Syndrom ist die *schwangerschaftsbezogene Angst* (*pregnancy-related anxiety*, siehe z. B. Orr, Reiter, Blazer & James, 2007). Damit werden verschiedene Symptome, wie z. B. Sorgen und Ängste um die Gesundheit des Feten, der eigenen Gesundheit, dem Schwangerschaftsverlauf und der Geburt zusammengefasst. Schwangerschaftsbezogene Ängste können als sehr leichte bis hin zu sehr belastenden und beeinträchtigenden Formen auftreten. In manchen Fällen erfüllen sie sogar die Kriterien einer klinisch relevanten Angststörung.

Psychische Störungen in der Postpartalzeit

Affektive Störungen. Es werden drei Syndrome definiert – der *postpartale Blues* (auch *Baby Blues*, *postpartale Dysphorie* oder *Heultage*) als mildeste Form, die *postpartale Depression* (auch *Wochenbett-* oder *postnatale Depression*) und die *postpartale Psychose* als schwerste Form psychischer Störungen in der Postpartalzeit. Die Symptomatik der drei Syndrome wird in Tabelle 18 aufgeführt.

Tabelle 18: Affektive Störungen postpartum

Syndrom	Symptome bzw. Symptombild	Beginn
Post-partaler Blues	– Leichter Verstimmungszustand („Mild Depression") – Stimmungslabilität, Traurigkeit, Weinen und Empfindlichkeit, Sorgen und Ängste	Während der ersten Woche postpartum
Post-partale Depression	– Depressive Stimmung – Emotionale Labilität* – *Antriebsmangel, Energielosigkeit* – Freudlosigkeit, Interesseverlust – *Müdigkeit* – *Schlaf- und Appetitstörungen* – *Konzentrationsstörungen* – Ängste, Sorgen* – Zwangsgedanken (z. B. dem Kind schaden)* – Schuldgefühle* – Gefühl der Gefühllosigkeit* – Bindungsstörungen, gestörte Mutter-Kind-Interaktion – Suizidgedanken/parasuizidale Handlungen	Während der ersten Monate/des erstes Jahres postpartum
Post-partale Psychose	– Depressives, manisches, schizoaffektives, schizophrenes oder atypisches Bild	Während der ersten Monate postpartum

Anmerkung: kursiv = Symptome können auch bei jungen Müttern ohne postpartale Depression auftreten; * = Symptome unterscheiden sich bzgl. Intensität und Inhalt von Depressionen außerhalb der Postpartalzeit.

Suizid und Infantizid. Die schweren postpartalen Depressionen und Psychosen gehören mit 60 % zu den häufigsten Todesursachen junger Mütter (www.dh.gov.uk/PolicyAndGuidance/HealthAndSocialCareTopics/ChildrenServices/fs/en). Selten kommt es dabei zu einem Infantizid (Tötung eines Kindes innerhalb des ersten Lebensjahres) – meistens im Rahmen eines erweiterten Suizids, bei welchem zusätzlich noch ein oder mehrere Opfer mit in den Tod gezogen werden. Die Häufigkeit eines Infantizids liegt bei ca. 1 : 50 000 Geburten, wobei von einer darüber hinausgehenden Dunkelziffer auszugehen ist.

Häufigkeit eines Infantizids liegt bei 1 : 50.000 Geburten

Reaktive psychische Syndrome. Unter reaktiven psychischen Syndromen sind psychische Reaktionen auf geburtshilfliche Umstände zu verstehen, die während der Schwangerschaft oder nach der Geburt eintreten können. Am häufigsten handelt es sich um psychische Belastung nach einer traumatisch erlebten Geburt (von Bedeutung ist dabei die subjektive Bedrohung, welche von Frauen unter der Geburt erlebt wird), Depressionen oder Angststörungen (vgl. Tabelle 19).

Tabelle 19: Reaktive psychische Syndrome auf geburtshilfliche Umstände

Geburtshilfliche Umstände	Beschreibung	Mögliche psychische Symptomatik
Geburt	Komplikationslose Geburt	Generell: PTBS, andere Angststörungen, Depressionen
	Komplizierte Geburt	
Komplikative Schwangerschaft	Fehlgeburten (Früh- oder Spätaborte)	Zusätzlich Trauer (v. a. Wut, Neid, Schuld- und Schamgefühle)
	Schwere fetale Erkrankungen (Chromosomenstörungen, Fehlbildungen)	
	Intrauteriner Fruchttod (IUFT) oder Totgeburten	Zusätzlich chronische Trauerreaktion (v. a. Schock, Ungläubigkeit, heftige Affekte wie Trauer, Schmerz und Wut, Hilflosigkeit, Depressivität, dissoziative Phänomene, Gefühl emotionaler Taubheit)
Frühgeburt	Geburt vor der 37. SSW	Zusätzlich v. a. Schuld- und Überlastungsgefühle, Sorgen, Bindungsprobleme, Paarkonflikte

3.1.3 Klassifikation

Weder im DSM-5 noch in der ICD-10 bilden die *peripartalen* psychischen Störungen eine eigenständige nosologische Einheit. Während der Schwangerschaft gelten deshalb für die Klassifikation von Angststörungen und affektiven Störungen die allgemeinen Diagnosekriterien der DSM-5 und der ICD-10.

Die Nutzung der allgemeingültigen diagnostischen Kriterien für Angst- und affektive Störungen wird empfohlen

Auch für die *Postpartalzeit* gelten im DSM-5 für die postpartale Depression als auch für die postpartale Psychose die allgemeingültigen diagnostischen Kriterien einer Major Depression und einer psychotischen Störung. Beim Episodenbeginn kann allerdings die Zusatzspezifikation *„mit postpartalem Beginn“* (innerhalb der ersten vier Wochen nach der Geburt) verwendet werden.

Im ICD-10 können postpartale psychische Störungen wie in Tabelle 20 gezeigt zugeordnet werden.

Tabelle 20: ICD-10-Kriterien für psychische oder Verhaltensstörungen im Wochenbett

F50–59 Verhaltensauffälligkeiten mit körperlichen Störungen und Faktoren	
F53.-	Psychische oder Verhaltensstörungen im Wochenbett, anderenorts nicht klassifiziert *Hinweis:* Hier sind nur psychische Störungen im Zusammenhang mit dem Wochenbett zu klassifizieren (Beginn innerhalb von sechs Wochen nach der Geburt), die nicht die Kriterien für anderenorts im Kapitel V (F) klassifizierte Störungen erfüllen. Hier wird verschlüsselt, entweder weil nur ungenügende Informationen verfügbar sind, oder weil man annimmt, dass spezielle zusätzliche klinische Aspekte vorliegen, die ihre Klassifikation an anderer Stelle unangemessen erscheinen lassen.
F53.0	Leichte psychische und Verhaltensstörungen im Wochenbett, anderenorts nicht klassifiziert *Inkl.:* – nicht näher bezeichnete postnatale Depression – nicht näher bezeichnete postpartale Depression
F53.1	Schwere psychische und Verhaltensstörungen im Wochenbett, anderenorts nicht klassifiziert *Inkl.:* – nicht näher bezeichnete Puerperalpsychose
F53.8	Sonstige psychische und Verhaltensstörungen im Wochenbett, anderenorts nicht klassifiziert
F53.9	Nicht näher bezeichnete psychische Störung im Wochenbett

Die Klassifikation durch den Bereich F53 führt zu einer Unterdiagnostizierung von peripartalen psychischen Störungen, u. a. weil ein vier- bzw. sechswöchiger Zeitraum für das Auftreten einer Depression oder auch einer Angststörungen nach der Geburt als zu kurz gilt (als adäquater wird ein Zeitraum von 6 Monaten bis zu einem Jahr postpartum gesehen). Es wird deshalb die Nutzung der gängigen diagnostischen Kategorien im DSM-5 und in der ICD-10 und der bereits erwähnten zeitlichen Zusatzspezifikationen *(„mit postpartalem Beginn“)* empfohlen (Junge-Hoffmeister et al., 2010).

Andere psychische Störungen (z. B. PTBS und andere Angststörungen) können im ICD-10 mit der Zusatzkodierung 099.3 (Psychische Krankheiten sowie Krankheiten des Nervensystems, die Schwangerschaft, Geburt oder Wochenbett komplizieren) spezifiziert werden.

3.1.4 Epidemiologie

Psychische Störungen treten während der Schwangerschaft bei ca. 14 % auf (teilweise auch komorbide Störungen) und lassen sich damit vergleichbar häufig beobachten wie bei einer nicht schwangeren Vergleichspopulation. Zudem erleben bis zu 50 % der schwangeren Frauen eine Zunahme von Stress und einzelnen depressiven oder angstrelevanten Symptomen, wie z. B. Stimmungsschwankungen, Interesseverlust, Schlafprobleme, sowie vermehrt Sorgen und Ängste (Heron, O'Connor, Evans, Golding & Glover, 2004).

50 % der Schwangeren erleben eine Zunahme von Stress und einzelnen depressiven/angstrelevanten Symptomen

In der Postpartalzeit treten, neben den affektiven Störungen, posttraumatische Stresssymptome unabhängig vom Geburtsmodus und dem Geburtsausgang (gesundes Neugeborenes oder komplikative Schwangerschaft) relativ häufig auf (vgl. Tabelle 21).

Tabelle 21: Häufigkeiten von peri- und postpartalen psychischen Störungen

	Syndrom	Häufigkeit (%)
präpartal	*Depression*	10–13
	1. Trimester	7.4
	2. Trimester	12.8
	3. Trimester	12.0
	Angststörung	6.6–13
	PTBS	7.7
	Panikstörung	1.3–2.0
	Zwangsstörung	0.2–3.5
	GAS	8.5
postpartal	*Affektive Störungen*	
	Postpartler Blues	25–40 (80)
	Postpartale Depression	10–15
	Postpartale Psychose	0.1–0.2
	Pathologische Trauerreaktion nach komplikativer Schwangerschaft	13–33
	Angststörungen	
	Posttraumatischer Stress	33
	Einzelne PTBS-Symptome 6 Wochen pp	10–15
	PTBS	1–2

3.1.5 Verlauf und Prognose

Die Verläufe von peripartalen psychischen Störungen weisen eine große interindividuelle Variabilität auf. Generell können folgende Punkte zu Prognose und Verlauf festgehalten werden:

Schwangerschaft

Nichtbehandelte Ängste und Depressionen während der Schwangerschaft können sich nach der Geburt in Form einer postpartalen Depression oder Angststörung manifestieren:

- Antenatale Depressionen (2- bis 6,5-fache Risikoerhöhung) und Angststörungen gehören zu den stärksten Prädiktoren für die Entwicklung einer postpartalen Depression oder Angststörung (Grant, McMahon & Austin, 2008; O'Connor, Heron, Golding, Beveridge & Glover, 2002).

Das Risiko für das Fortbestehen einer antenatalen Angststörung oder Depression während der Schwangerschaft ist umso höher,

- je schwerer die anfänglichen Symptome sind,
- je später die Problematik erkannt und behandelt wird,
- je weniger Unterstützung die schwangere Frau erfährt.

Postpartalzeit

Für die Postpartalzeit gilt:

- Der postpartale Blues gilt als Risikofaktor für die Entwicklung einer postpartalen psychischen Störung (in 80 % der postpartalen Depressionen geht ein postpartaler Blues voraus; Reck, Stehle, Reinig & Mundt, 2009).
- Die postpartale Depression hält unbehandelt meist viele Monate an, der Verlauf scheint aber günstiger zu sein als in anderen Lebensphasen.
- Die postpartale Psychose scheint in ihrer Ausprägung milder zu sein, als außerhalb der postpartalen Phase.
- Nach einer traumatisch erlebten Geburt bleiben die PTBS-Symptome in den ersten 6 Monaten postpartum meistens konstant, sinken aber signifikant in der 2. Hälfte des ersten Jahres postpartum. Die Symptome einer PTBS können sich unter Umständen auch erst in der Folgeschwangerschaft manifestieren oder dazu führen, dass weitere Schwangerschaften vermieden werden (Kersting, 2005).
- Eine komplikative Schwangerschaft kann eine Trauerreaktion zur Folge haben welche bis zu 9 Monate anhalten kann.

3.1.6 Differenzialdiagnose

Nebst den allgemein-differenzialdiagnostischen Überlegungen bei Angststörungen und Depressionen sind zusätzlich die in Tabelle 22 dargestellten medizinischen Erkrankungen bei psychischen Störungen in der Peripartalzeit auszuschließen.

Tabelle 22: Medizinische Erkrankungen

Medizinische Erkrankungen		Symptome
Schilddrüsen-erkrankungen	Schilddrüsenunterfunktion (Hypothyreose)	– Müdigkeit – Leichte Erregbarkeit – Antriebsarmut
	Schilddrüsenüberfunktion (Hyperthyreose)	– Unruhe
Anämien	Eisenmangelanämie	– Starke Müdigkeit – Antriebsmangel – Konzentrationsprobleme – Appetitlosigkeit

3.1.7 Komorbiditäten

Angststörungen und Depressionen treten außerhalb der Peripartalzeit in ca. 50 % der Fälle komorbid auf. So zeigen auch peripartale Angststörungen und Depressionen häufig ein gleichzeitiges Vorkommen, zumal einzelne Symptome auch überlappend sind.

Peripartale Angststörungen und Depressionen häufig komorbid

Angststörungen und Depressionen während der Peripartalzeit können zudem mit weiteren Angststörungen, Substanzmissbrauch, -abhängigkeit, Schlafstörungen, sexuellen Funktionsstörungen, somatoformen Störungen, Essstörungen und schizophrenen Störungen komorbid auftreten. Einige Studien weisen auch auf eine relativ hohe Komorbidität mit Persönlichkeitsstörungen hin. Postpartale affektive und Angststörungen können zudem mit Störungen der Mutter-Kind-Beziehung und Partnerschaftskonflikten, Entwicklungsstörungen des Kindes und Kindesmisshandlungen einhergehen. Eine PTBS nach traumatisch erlebter Geburt tritt oft gleichzeitig mit einer depressiven Episode auf, so dass die Gefahr besteht, dass die posttraumatische Symptomatik nicht diagnostiziert und nur die depressive Symptomatik behandelt wird.

3.2 Störungsmodell für psychische Störungen in der Peripartalzeit

Im Folgenden werden die einzelnen Komponenten, die zu einer peripartalen psychischen Störung beitragen können, diskutiert und abschließend in einem multifaktoriellen Erklärungsmodell dargestellt (vgl. Abbildung 7, Seite 64).

Vorbestehende Faktoren

Grundsätzlich gelten für Angststörungen und Depressionen in der Schwangerschaft ähnliche prädisponierende Faktoren, wie bei Angststörungen und Depressionen in einer anderen Lebensphase. Die wichtigsten dieser Faktoren und peripartalspezifische Prädispositionen werden in Tabelle 23 zusammengefasst (siehe auch Lancaster et al., 2010, sowie Leigh & Milgrom, 2008).

Tabelle 23: Prädisponierende Faktoren in der Peripartalzeit

Zeitpunkt	Prädisponierende Faktoren	
Generell	Biologische Faktoren	– Psychiatrische Erkrankung in Vorgeschichte (v. a. Depression) oder Familienanamnese
Schwangerschaft	Sozioökonomische Faktoren	– Niedriges Ausbildungsniveau – Niedriges Einkommen – Fehlende Partnerschaft
	Psychosoziale Faktoren	– Intra- und interpersonelle Faktoren (z. B. niedriger Selbstwert, negativer Attributionsstil) – Mütterliche Ängstlichkeit – Mangel an sozialer Unterstützung – Belastende Lebensereignisse – Unerwünschte SS, komplikative Schwangerschaft, Schwangerschaftskomplikationen, traumatisches Geburtserleben
Postpartalzeit	Psychosoziale Faktoren	– Angststörungen und Depressionen während Schwangerschaft und Vorgeschichte – Mangel an sozialer Unterstützung – Ungewollte SS – Stressreiche Lebensereignisse während SS – Partnerschaftsprobleme

Psychosoziale Veränderungen während der Schwangerschaft

Psychische Adaption an schwangerschaftsspezifische Veränderungen können belastend sein

Die Schwangerschaft bzw. der Übergang zur Elternschaft stellt nach Holmes und Rahe einen klassischen Stressor dar, welcher eine adaptive Reaktion auf Veränderungen des Körpers, der emotionalen Befindlichkeit und sozialer Gegebenheiten erfordert (Holmes & Rahe, 1967). Diese Adaptation kann sich in einigen Fällen zur überfordernden Belastung entwickeln. Neben dem Umgang mit körperlichen Beschwerden wie Schlafstörungen und Übelkeit sieht sich die Schwangere beispielsweise mit einer Veränderung ihres äußeren Erscheinungsbilds konfrontiert und der wachsende Bauch kann als störend und wenig attraktiv empfunden werden. Auch können Stimmungsschwankungen bei einigen Schwangeren zu Unbehagen und interpersonellen Schwierigkeiten führen. Weiter lösen die Vorbereitung auf die neue Rolle als Mutter oder Gedanken rund um die Geburt und die Gesundheit des Ungeborenen bzw. des Kindes oftmals Sorgen und Ängste aus. Daneben können auch soziale Veränderungen in der Partnerschafts-, Arbeits- und Wohnsituation, mit Stress verbunden sein.

Physiologische Veränderungen während der Schwangerschaft

Die Schwangerschaft geht mit eindrucksvollen endokrinen und immunologischen Veränderungen einher, welche teilweise noch ungeklärt sind. Die hormonelle Umstellung bewirkt einerseits eine veränderte Hormonproduktion auf der Hypothalamus-Hypophysen-Nebennierenrindenachse (HHNA), der Gonaden (z. B. Östrogene zur Vorbereitung des Uterus auf die Geburt und Gestagene als Schwangerschaftsschutzhormone) und der Schilddrüse, aber auch eine zusätzliche Hormonproduktion durch die fetoplazentäre Einheit (Plazenta und Fetus). Diese bildet verschiedene Hormone, wobei die Produktion des plazentären Corticotropin-Releasing-Hormons (pCRH) für die Auslösung der Geburt eine besondere Rolle spielt. Das pCRH steigt während der Schwangerschaft und vor allem kurz vor der Geburt drastisch an, weshalb das pCRH als „plazentale Uhr" gilt (McLean et al., 1995). Durch die gesteigerte pCRH-Produktion steigen auch die ACTH und Cortisolwerte im Verlauf der Schwangerschaft bis zur Geburt hin an, wobei Cortisol die Plazenta wiederum zur pCRH-Produktion animiert.

Mütterlicher und fetaler Hormonkreislauf durch Plazenta miteinander verbunden

Auch im fetalen Kreislauf wird Cortisol produziert, welches einen Einfluss auf die pCRH-Produktion hat. Vor den stark erhöhten Cortisolwerten des mütterlichen Kreislaufs ist der Fetus jedoch durch ein spezielles Enzym, welches die aktiven Glukocorticoide in inaktives Cortison umwandelt, mehrheitlich geschützt (Ditzen & Beinder, 2011; Huizink, Mulder & Buitelaar, 2004; vgl. Abbildung 6).

Pränatale Einflüsse auf das intrauterine Milieu scheinen mit Langzeitauswirkungen auf die spätere kindliche Entwicklung assoziiert zu sein. Die Barker-Hypothese postuliert, dass unter bestimmten Bedingungen einzelne Organsysteme bzw. Stoffwechselvorgänge über die HHN-Achse spezifisch programmiert werden können (fetal programming). Diese Programmierung birgt insbesondere kardiovaskuläre und metabolische, aber auch psychische Risiken, so dass Kinder von Müttern mit einer psychischen Störung ein erhöhtes Risiko haben, im Erwachsenenalter ebenfalls an einer psychischen Störung zu leiden (Barker, Osmond, Rodin, Fall & Winter, 1995).

Barker-Hypothese zum fetal programming

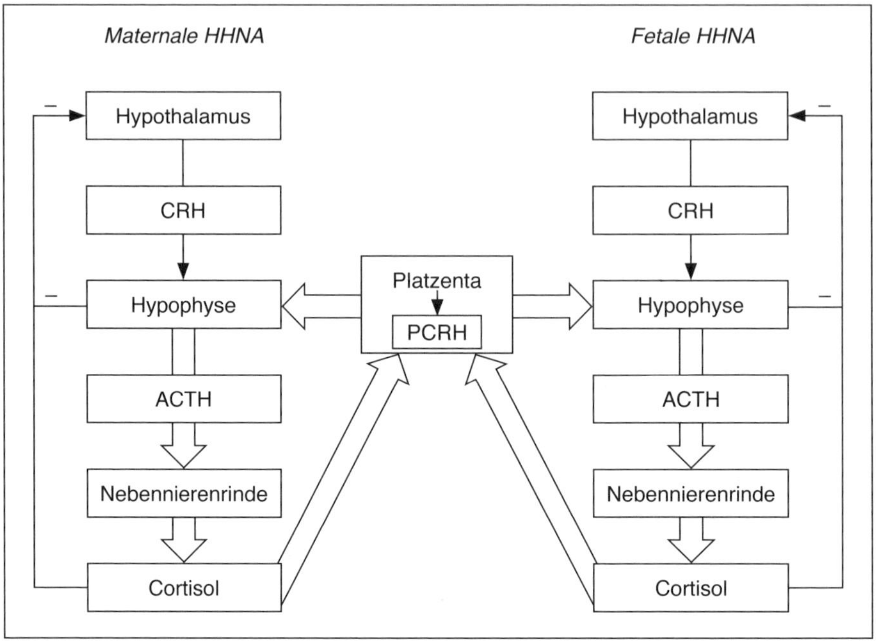

Abbildung 6: Interaktion der mütterlichen und fetalen HHNA (modifiziert nach Huizink et al., 2004)

Psychische Befindlichkeit und Verhaltensfaktoren

Die psychische Befindlichkeit kann mütterliche Verhaltensprozesse beeinflussen und risikoreiches Verhalten fördern. Dies wiederum kann unter Umständen den Schwangerschaftsverlauf beeinflussen und gleichzeitig die mütterliche Befindlichkeit verschlechtern. Folgende ungünstige Verhaltens- und Gesundheitsfaktoren sind bekannt:

- Rauchen, Alkohol- oder Drogenkonsum,
- veränderte Ernährung, Mangelernährung,
- weniger Aktivitäten.

Schwangerschaftskomplikationen

Schwangerschaftskomplikationen (vgl. Tabelle 24) können den normalen Schwangerschaftsverlauf stark beeinträchtigen und für die betroffene Schwangere, ihren Partner und ihr Umfeld einen zusätzlichen, teilweise schwerwiegenden Stressfaktor bedeuten.

Neben medizinischen Faktoren scheinen teilweise auch psychologische Faktoren mit Schwangerschaftskomplikationen zusammenzuhängen. So wurde

Tabelle 24: Schwangerschaftskomplikationen in den drei Trimestern der Schwangerschaft (adaptiert nach Hösli & Bitzer, 2005)

1. Trimenon	2. Trimenon	3. Trimenon
– Fehlgeburten – Extrauterine Schwangerschaften – Hyperemesis gravidarum	– Spätabort – Frühgeburtlichkeit – Präeklampsie – Gestationsdiabetes – Intrauteriner Fruchttod – Kindliche Fehlbildungen – Vaginale Blutungen	– Frühgeburtlichkeit – Präeklampsie – Intrauteriner Fruchttod – Vaginale Blutungen – Wachstumsretardierung – Pathologische Zustände der Plazenta

z. B. gezeigt, dass starke schwangerschaftsspezifische Ängste und Depressionen mit Schwangerschaftskomplikationen und einem niedrigen Geburtsgewicht der Neugeborenen in Verbindung stehen und das Frühgeburtsrisiko erhöhen (Glover & O'Connor, 2002; Grote et al., 2010; Orr et al., 2007). Frühgeburtlichkeit wiederum kann für das Kind Folgen, wie z. B. Probleme in der neurokognitiven Entwicklung (Defizite in den exekutiven Funktionen, Entwicklungsverzögerungen und Lernstörungen), Probleme in der sozialen Entwicklung und Verhaltensauffälligkeiten (u. a. ADHS, Angststörungen, Depressionen) bedeuten (Aarnoudse-Moens et al., 2009).

Starke schwangerschaftsspezifische Ängste und Depressionen erhöhen u. a. das Frühgeburtsrisiko

Postpartale Adaptation der Mutter

Nach der Geburt stellt sich das Immun- und Hormonsystem wieder auf den Zustand von vor der Schwangerschaft um. Gleichzeitig führt das Stillen zu einer Erhöhung der Produktion der Hormone Prolaktin und Oxytocin. Dass diese hormonellen Veränderungen mit postpartalen Stimmungsschwankungen in Verbindung stehen, konnte bisher nicht einheitlich gezeigt werden. Denkbar wäre aber, dass sowohl prädisponierende, psychologische und situative Faktoren durch eine möglicherweise erhöhte Hormonsensitivität mediiert werden (Soares & Zitek, 2008). Die postpartale Adaptation wird zudem durch die oben genannten prädisponierenden, sowie schwangerschafts- und geburtsspezifischen Faktoren (z. B. Komplikationen während der Schwangerschaft und der Geburt) mitbestimmt.

Postpartale Adaptation des Kindes und Interaktionsverhalten zwischen Mutter und Kind

Neben der familiären Transmission psychischer Störungen fand man bei Kindern von psychisch kranken Müttern eine nachteilige kognitive und sozial-emotionale Entwicklung (z. B. verzögerte Sprach-, kognitive und motorische Entwicklung; Glasheen, Richardson & Fabio, 2009). Auch können mütterliche Angststörungen und Depressionen negative Auswirkungen auf die Bindung und die Interaktion zwischen Mutter und Kind haben und somit zu langfristigen Entwicklungsdefiziten führen (Reck, 2008). Das Interaktionsverhalten von Müttern mit einer postpartalen Depression zeichnet sich durch mangelnde Sensitivität und Responsivität, Passivität, aber auch Intrusivität (zudringlich und überstimulierend), weniger positiven, sondern mehr negativen Affekt und ein geringeres expressives mimisches Verhalten aus. Auffallend ist dabei vor allem die „Sprachlosigkeit" im Interaktionsverhalten. Diese Mütter können die Signale ihrer Kinder schlechter wahrnehmen, interpretieren und angemessen darauf reagieren. Kinder entgegnen auf das mütterliche Verhalten mit Rückzugs- und Vermeidungsverhalten, Irritierbarkeit, weniger positivem Affektausdruck und einer Vermeidung des Blickkontakts.

Peripartale psychische Störungen können Bindungsstörungen begünstigen

Multifaktorielles Modell für psychische Störungen in der Peripartalzeit

Die vorausgehenden Abschnitte verdeutlichen, dass bei der Entstehung und Aufrechterhaltung von psychischen Störungen in der Schwangerschaft und nach der Geburt eine Vielzahl an biopsychosozialen Faktoren miteinander interagiert. Durch die Schwangerschaft werden psychosoziale und physiologische Veränderungen ausgelöst, welche das Stresserleben, die psychi-

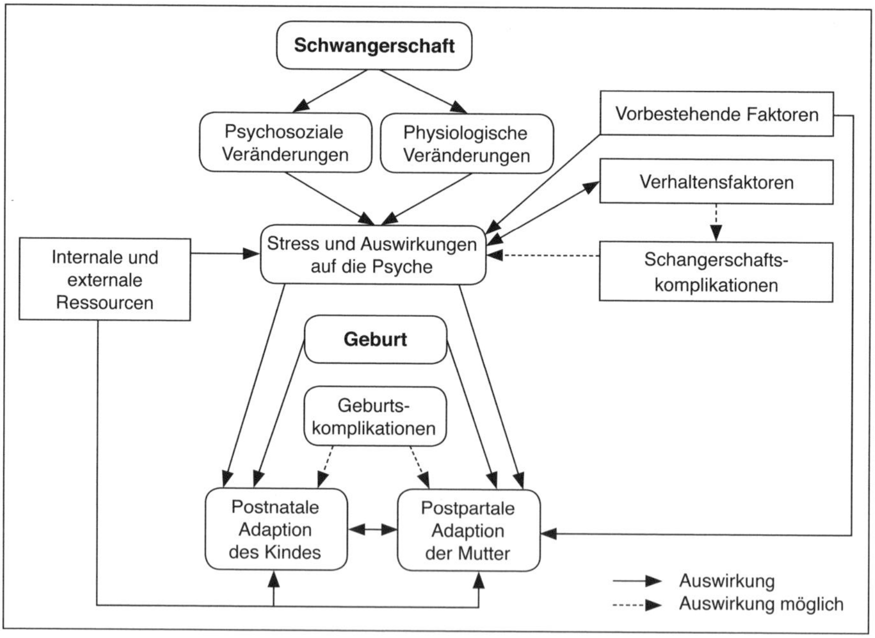

Abbildung 7: Multifaktorielles Erklärungsmodell für psychische Störungen in der Peripartalzeit

sche Befindlichkeit der Schwangeren und die Entwicklung von psychischen Störungen beeinflussen können. Zudem sind vorbestehende biopsychosoziale Faktoren für die erforderliche Anpassung auf die schwangerschaftsassoziierten Veränderungen mitbestimmend. Die psychische Befindlichkeit kann sich wiederum auf Verhaltens- und Gesundheitsfaktoren während der Schwangerschaft und auf die postpartale Adaptation von Mutter und Kind und die Mutter-Kind-Beziehung auswirken. Ebenfalls tragen der Schwangerschaftsverlauf und Geburtsausgang zu Veränderungen der psychischen Befindlichkeit während der Schwangerschaft und in der Postpartalzeit bei. Gleichzeitig haben internale und externale Ressourcen (adaptives Coping, soziale Unterstützung, gute Paarbeziehung) eine protektive Wirkung auf die Entwicklung von psychischen Störungen in der Peripartalzeit. Das in Abbildung 7 dargestellte multifaktorielle Erklärungsmodell für psychische Störungen in der Peripartalzeit fasst diese Faktoren und Prozesse zusammen.

3.3 Diagnostik und Indikation bei psychischen Störungen in der Peripartalzeit

Psychische Störungen werden in der Peripartalzeit wenig oder erst spät erkannt, denn im Fokus stehen der Verlauf der Schwangerschaft, die Geburt und die Entwicklung des Kindes. Obwohl die Schwangere bzw. die junge Mutter in vielen Fällen in regelmäßigem Kontakt mit Hebammen, Frauenärzten oder Pädiatern steht, werden psychische Beschwerden aufgrund von Scham- oder Schuldgefühlen auch verschwiegen.

Der diagnostische Prozess peripartaler psychischer Störungen beinhaltet die in Tabelle 25 dargestellten Anamnesepunkte.

Tabelle 25: Diagnostischer Prozess

Allgemeine psychosoziale Anamnese zu peripartalen psychischen Störungen	– Art der Beschwerden (aktuelle depressive, ängstliche oder zusätzliche psychologisch-psychiatrische Symptomatik) – Beginn, Dauer, Schweregrad – beeinflussende Faktoren – bisherige Therapie- und Lösungsversuche – Beeinträchtigung durch Beschwerden – Fähigkeit zur Tagesgestaltung (inkl. Schlaf, Körperhygiene, Ernährung) – Gefühle/Einstellungen gegenüber dem Kind, Ansichten zum Rollenmodell Mutterschaft – Zukünftige oder aktuelle Betreuungssituation der Kinder – Eigen- und Familienanamnese zu psychischen Störungen in der Vorgeschichte, v. a. in der Peripartalzeit – Lebensumstände: Partnerschaft, Familie, Arbeit – Aktuelle Stressoren – Ressourcen, Bewältigungsstrategien, soziale Unterstützung

Tabelle 25: Fortsetzung

Geburtshilfliche Anamnese	– Gravidität/Parität – Anamnese bei aktueller Schwangerschaft: z. B. SSW, Geburtstermin, aktuelle Beschwerden – Anamnese während der Postpartalzeit: z. B. Geburtsdatum des Kindes, Erleben der Geburt und Postpartalzeit
Medizinische Anamnese	– Einnahme von Medikamenten während aktueller oder früheren SS – Alkohol-, Drogen- oder Nikotinkonsum – Medizinische Erkrankungen (z. B. Hypertonie, kardiale/endokrine Erkrankungen)
Gynäkologische Kontrollen durch den Arzt	– Regelmäßige gynäkologische Untersuchungen, Ultraschall, etc.; Kontaktdaten des Arztes – Ggf. Laboruntersuchung
Selbstbeurteilungsinstrumente	– EPDS (Bergant et al., 1998) – DASS-P (Martini, Einbock et al., 2009) – PRAT (Rini et al., 1999) – PBQ (Reck et al., 2006)

3.3.1 Anamnese bei psychischen Störungen in der Peripartalzeit

Allgemeine, geburtshilfliche und medizinische Anamnese in der Peripartalzeit

Erfragung von Gefühlen und Einstellungen gegenüber Kind als wichtiger Bestandteil der Anamnese

Zusätzlich zum sonstigen Vorgehen bei der allgemeinen psychosozialen Anamnese stellt die Erfragung von Gefühlen/Einstellungen gegenüber dem Kind (ob bereits geboren oder noch in Utero), von Ansichten zum Rollenmodell Mutterschaft, der zukünftigen oder aktuellen Betreuungssituation der Kinder und durch wen die Patientin unterstützt wird (Partner, Eltern, Helfersystem) einen wichtigen Bestandteil dar.

Daneben ist es in der Peripartalzeit unerlässlich, medizinische und geburtshilfliche Angaben zu erfragen (vgl. die Karte „Gynäkologische Anamnese“ im Anhang des Buches). Zudem kann nach Indikation und Absprache mit dem Arzt eine Blutuntersuchung zur Überprüfung der Schilddrüsenfunktion und der Eisenmangelanämie erfolgen.

Selbstbeurteilungsfragebögen

Die nachfolgenden Selbstbeurteilungsbögen stellen einige ausgewählte Instrumente zur Früherkennung von depressiven und ängstlichen Zuständen während der Peripartalzeit dar. Gleichzeitig eignen sie sich als Indikator für den Schweregrad des Stresserlebens und zur Verlaufsbeschreibung:

- *Edinburgh Postnatal Depression Scale* (EPDS, Bergant et al., 1998): Der Fragebogen misst anhand von 10 Items die Emotionalität der letzten

7 Tage nach der Geburt, welche auf eine postnatale Depression hinweisen können. Die Skala ist auch für den Gebrauch während der Schwangerschaft validiert (vgl. Anhang, Seite 121).

- *Depressions-Angst-Stress-Skala für die Peripartalzeit* (DASS-P, Martini et al., 2009). Das Screeninginstrument mit insgesamt 15 Items misst eine übermäßige Belastung in der Peripartalzeit durch Stress, Angst und depressive Symptome und wurde speziell für den Einsatz vier Wochen vor und nach der Geburt entwickelt und evaluiert (vgl. Anhang, Seite 115).
- *Pregnancy Related Anxiety Test* (PRAT, Rini et al., 1999): Der PRAT misst schwangerschaftsbezogene Ängste, indem die Häufigkeit der Sorgen der schwangeren Frau mit 10 Items erfasst wird.
- *Postpartum Bonding Questionnaire* (PBQ, Reck et al., 2006): Der PBQ dient zur Früherkennung von Bindungsstörungen und dazu, entsprechende Indikationen zu stellen. Er besteht aus 25 bzw. 16 Items (Kurzversion).

3.3.2 Indikation zur Behandlung psychischer Störungen in der Peripartalzeit

Für die Betreuung von Frauen mit peripartalen psychischen Störungen wird ein stufenweises Einsetzen von verschiedenen biopsychosozialen Methoden vorgeschlagen, wobei die einzelnen Stufen des Interventionsmodells (vgl. Abbildung 8) aufeinander aufbauen:

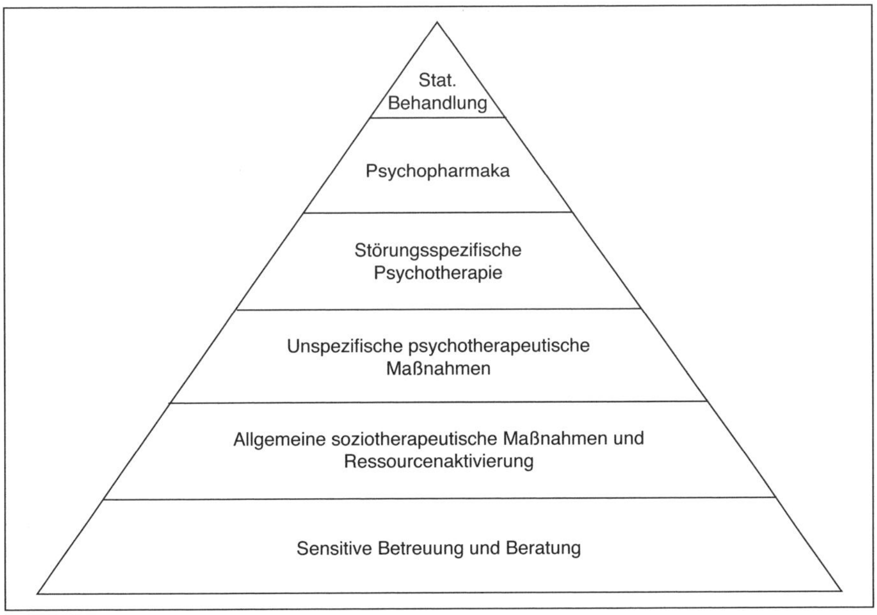

Abbildung 8: Interventionsmodell für peripartale psychische Störungen

Im Vordergrund stehen einerseits die Begleitung und Betreuung der Frau durch die Schwangerschaft und das Wochenbett, die präventive Vorbeugung postpartaler psychischer Störungen und kindlicher Entwicklungsprobleme sowie die Unterstützung im Umgang mit der veränderten Situation postpartum. Die Bereitstellung von möglichst günstigen Bedingungen für die Mutter und das heranwachsende Kind bedingt auch eine enge Zusammenarbeit mit den betreuenden Hebammen, Frauenärzten und Geburtshelfern (ggf. auch mit den Neonatologen und Kinderärzten) und anderen unterstützenden Beratungsstellen und Institutionen (z. B. Sozialdienste, etc.) und der Einbezug des Partners oder anderen wichtigen Bezugspersonen.

Zusammenarbeit mit anderen Fachdisziplinen notwendig

3.4 Behandlung psychischer Störungen in der Peripartalzeit

(Ungeborenes) Kind als zweiter „Patient" im Fokus der Behandlung

Die Besonderheit der Behandlung einer peripartalen psychischen Störung liegt darin, dass nebst der psychisch erkrankten Frau, der durch die uteroplazentäre Einheit verbundene Fetus als zweiter „Patient" in die Behandlung miteinbezogen werden soll. Auch die Schwangerschaft und deren Verlauf, sowie das jeweilige System der Patientin und psychosoziale Faktoren sollen in der Behandlung Platz finden. Im Folgenden werden die einzelnen Stufen des vorgeschlagenen Interventionsmodells (vgl. Abbildung 8) erläutert.

3.4.1 Sensitive Betreuung und Beratung

Stärkung des Kompetenzgefühls und emotionale Entlastung als Ziel

Bei der Beratung von psychisch belasteten Schwangeren und jungen Müttern ist eine umfassende psychoedukative Beratung zum Schwangerschaftsverlauf, der Geburt und der Zeit postpartum notwendig. Neben der Wissensvermittlung sollte die Stärkung des Kompetenzgefühls und die emotionale Entlastung der Schwangeren oder jungen Mutter ein zentraler Aspekt darstellen. Dazu gehören u. a.:

- *Aufklärung und Normalisierung* (z. B. „Jede schwangere Frau erlebt Gefühle der Unsicherheit und Ängste" oder „Es ist völlig normal, dass Sie nach der Geburt Gefühle der Überforderung erleben").
- *Bearbeitung von Mythen/dysfunktionalen Erwartungen* (z. B. „Jede Schwangere sollte glücklich sein", „Die Schwangerschaft ist eine Zeit der Freude und Unbeschwertheit", „Alle jungen Mütter können ihr Glück kaum fassen").
- *Nennen von Zahlen* (z. B. „50 % der Frauen erleben während der Schwangerschaft eine Zunahme von Stress und einzelnen depressiven oder angstrelevanten Symptomen", „Jede 10. Frau entwickelt nach der Geburt eine postpartale Depression").

- *Entlastung von Schuldgefühlen* (z. B. „Dass Sie im Moment Stress erleben, heißt nicht, dass Sie Ihrem ungeborenen Kind schaden", „Auch negative Gefühle gehören zur Mutterschaft").

Setting

Eine Besonderheit der Betreuung von Frauen während der Peripartalzeit ist, dass das übliche Setting unter Umständen angepasst werden muss. Gerade bei Müttern, welche erst vor kurzem ihr Kind geboren haben, fehlt meistens noch ein normaler Tagesrhythmus, die Zeit sich selbst zu beobachten oder Hausaufgaben zu erledigen. Dies erfordert meist etwas Kreativität in der Anpassung von spezifischen Interventionen. In der Postpartalzeit kann es vorkommen, dass keine Betreuungsmöglichkeiten für das Kindes/die Kinder während den Sitzungen vorhanden sind, so dass die Möglichkeit bestehen sollte, Kinder in die Sitzungen mitzunehmen. Dies kann einerseits hilfreiche Informationen z. B. bezüglich der Mutter-Kind-Interaktion geben, erschwert aber unter Umständen das therapeutische Arbeiten. Frühestmöglich sollte zudem nicht nur die Schwangere selbst, sondern auch deren Partner und/oder der Kindsvater und/oder andere wichtige Bezugspersonen in das Setting mit eingeschlossen werden.

Merke: Die Rolle der Partnerschaft

Bei peripartal psychisch erkrankten Frauen zeigen Untersuchungen, dass eine feste Partnerschaft eine wichtige Ressource darstellt. Fehlende Unterstützung durch den Partner steht beispielsweise in Zusammenhang mit einem erhöhten Risiko für die Entstehung einer postpartalen Depression. Gleichzeitig zeigen 10 % der Partner von peripartal psychisch erkrankten Frauen ebenfalls depressive Symptome oder einen Substanzabusus. Es ist deshalb notwendig, die Partner dieser Frauen in die Behandlung mit einzubeziehen oder ggf. deren eigene Symptomatik zu behandeln. Dabei können väterliche Kompetenzen gestärkt und unterstützende Möglichkeiten zur Entlastung der Partnerin aufgezeigt werden (z. B. Unterstützung während Schwangerschaft und Geburt, Förderung der Vater-Kind-Beziehung; weiterführende Literatur: z. B. Grube, 2005; Trautmann-Villalba et al., 2006).

3.4.2 Allgemeine soziotherapeutische und präventive Maßnahmen und Ressourcenaktivierung

Unterstützung und Entlastung der Schwangeren bzw. der jungen Mutter als Ziel

Als allgemeine soziotherapeutische und präventive Maßnahmen gelten alle nicht psychotherapeutischen Maßnahmen, welche zur Unterstützung und Entlastung der Schwangeren bzw. der jungen Mutter führen. Dazu gehört u. a. die Aktivierung von intra- und interpersonellen, sozialen und materiellen sowie Ressourcen im Umgang mit Belastungen. Diesbezüglich muss auch das aktive Hilfesuchen bzw. das Annehmen von Hilfe durch den Partner, die Eltern, Freunde, Bekannte oder Nachbarn angegangen und besprochen werden.

Auch soll mit der schwangeren Patientin erörtert werden, ob und wieviel sie noch in der Lage ist, zu arbeiten und ob die entsprechende Arbeit unter den gegebenen Umständen noch bewältigbar ist (z. B. bei Arbeit mit starker körperlicher Belastung). Auch die Rücksprache mit dem jeweiligen Arbeitgeber und, damit verbunden, die Auseinandersetzung mit den länderspezifischen gesetzlichen Bestimmungen kann u. U. notwendig sein. Eine Auswahl von möglichen soziotherapeutischen und präventiven Maßnahmen ist in Tabelle 26 aufgeführt:

Tabelle 26: Soziotherapeutische und präventive Maßnahmen

Schwangerschaft	Postpartal
– Regelmäßige Schwangerschaftsvorsorge – Gespräche mit Hebamme	– Gynäkologische Nachkontrollen – Hausbesuche durch Hebamme – Mütter-Väter-Beratungsstellen, Stillberatung – Mütter/Eltern-Beratungsstellen für psychisch Kranke
Kurse: – Geburtsvorbereitungskurse – Schwangerschaftsyoga, -pilates – Wassergymnastik für Schwangere – „Infant handling“ (Umgang mit dem Baby, z. B. Wickeln, Baden, Füttern, etc.) – Entspannung, Atemtraining, Autogenes Training	*Kurse:* – Säuglingspflegekurse, „Das Baby verstehen“ – Babymassage – Babyschwimmen – Parenting assessment, Elternbildung (z. B. SAFE®), Erziehungsprogramme (z. B. Triple P, PEKIP-Kurse) – Rückbildungskurse
– Haushaltshilfen – Arbeitsreduktion – Finanzielle Unterstützung durch Sozialdienste	– Haushaltshilfen, Kinderbetreuung, Familienhilfen – Finanzielle Unterstützung durch Sozialdienste

3.4.3 Unspezifische psychotherapeutische Maßnahmen

Nebst den störungsspezifischen Verfahren gibt es eine Reihe von unspezifischen Interventionsmöglichkeiten, die vor allem auf das Erlernen neuer Bewältigungsstrategien im Umgang mit Belastung abzielen, sich mit interpersonellen Themen, wie z. B. der Auseinandersetzung mit Rollenbildern, -verlusten und -erwartungen, auseinandersetzen sowie das körperliche und psychische Wohlbefinden steigern sollen.

3.4.3.1 Entspannungsverfahren und Mind-Body-Interventionen

Entspannungsübungen zeigen generell einen positiven Effekt in der Peripartalphase, vor allem im Hinblick auf den wahrgenommenen Stress und die Ängstlichkeit. Aber auch eine Verbesserung der physiologischen Stresswerte und des Schwangerschaftsverlaufes konnten nachgewiesen werden (Marc et al., 2011; Urech et al., 2010). Als Entspannungsübungen eignen sich imaginative Verfahren. Bei der PMR ist in der Schwangerschaft Vorsicht geboten, weil es durch die gezielte Anspannung vermehrt zu Fehlinterpretationen von körperlichen Veränderungen führen kann (z. B. Wehentätigkeit), was wiederum Angst und Anspannung erhöht. Weitere Mind-Body-Interventionen sind auch Achtsamkeitstrainings, Meditationsübungen, Atemtherapie, Massagetherapie und Akupunktur (Beddoe & Lee, 2008).

PMR kann Fehlinterpretationen von körperlichen Veränderungen begünstigen

3.4.3.2 Schlafregulation

Die Versorgung eines Neugeborenen (Stillen und Wickeln während der Nacht) kann zu einer erheblichen Beeinträchtigung der Schlafqualität und -quantität führen. Auch bereits während der Schwangerschaft kann der Schlaf beeinträchtigt sein, u. a. aufgrund von vermehrtem Harndrang, unbequemen Schlafpositionen oder aufgrund von Gedankenkreisen. Bekannte Interventionen zur Förderung der Schlafhygiene können hier eingesetzt werden (siehe Spiegelhalder, Backhaus & Riemann, 2011). Der Partner oder das Umfeld sind auch hier mit einzubeziehen. Beispielsweise können stillende Mütter versuchen, Muttermilch abzupumpen, so dass der Partner eine Stillmahlzeit pro Nacht übernehmen kann.

Ziel = Schlafqualität und -quantität zu verbessern

3.4.3.3 Stressmanagement

Vor allem bei schwangerschaftsspezifischen Ängsten oder subsyndromalen Störungen eigenen sich Elemente der Stressmanagementtrainings (Kaluza, 2004). Diese beinhalten u. a. Module zum Umgang mit alltäglichen Belastungen (z. B. Kognitionstraining, Problemlösetraining) und zur Förderung der körperlichen Gesundheit und des seelischen Wohlbefindens (Genusstraining, Bewegung, Sozialer Rückhalt, Zeitplanung). Die Module oder einzelnen Übungen können spezifisch an die individuelle Situation der Patientin angepasst werden. Beispielsweise kann ein Angstkreislauf bei Frauen mit vorzeitigen Wehen erarbeitet werden. Vorzeitige Wehen gelten dabei als angstauslösender Stimulus, worauf Gedanken („Mein Kind kommt zu früh"), Gefühle (Angst, Schuldgefühle), Verhaltensweisen (verstärkte Aufmerksamkeit auf den Körper) und körperliche Reaktionen (u. a. Anspannung) miteinander interagieren. Weitere mögliche Adaptionen werden anhand von zwei ausgewählten Elementen im Folgenden dargestellt:

- *Kognitive Umstrukturierung.* Tabelle 27 stellt eine Auswahl an typischen dysfunktionalen Gedanken dar, welche bei Schwangeren und jungen Müttern identifiziert werden können. Auf deren Basis können anschließend alternative Gedanken erarbeitet und eingeübt werden.

Tabelle 27: Typische dysfunktionale Gedanken in der Peripartalzeit

Schwangerschaft	Postpartalzeit
– „Alle anderen Schwangeren freuen sich auf ihr Kind, nur ich nicht. Das bedeutet etwas ganz Schlimmes.“ – „Ich habe noch kein Kinderzimmer eingerichtet. Ich mache alles falsch.“ – „Ich bin fett. Ich gefalle meinem Partner nicht mehr.“ – „Wenn ich meine Gefühle zeige, denken andere, ich sei nicht normal.“ – „Es schadet meinem Kind, wenn ich im Moment gestresst bin.“ – „Ich werde es nicht schaffen eine gute Mutter zu sein.“ – „Mein Partner kümmert sich nicht um mich. Er freut sich nicht auf unser Kind.“	– „Ich bin eine schlechte Mutter. Schlechter als die anderen.“ – „Ich könnte meinem Kind schaden.“ – „Es war ein Fehler, ein Kind zu bekommen.“ – „Mein Kind lächelt noch gar nicht – es ist nicht normal, es wird sich schlecht entwickeln.“ – „Nur ich selbst kann mein Kind gut versorgen.“ – „Wenn ich mein Kind abgebe, denken andere, dass ich überfordert bin.“ – „Ich kann meinem Kind nichts bieten.“ – „Wenn ich mein Kind in eine Krippe gebe, bekommt es zu wenig Liebe.“

- *Stressfallen in der Postpartalzeit/Stolpersteine in der kommenden Mutterschaft.* Vor allem in der Zeit nach der Geburt werden Mütter und Eltern mit vielen neuen Veränderungen und Stressfallen konfrontiert, auf welche man sich bereits vor der Geburt vorbereiten kann (vgl. Tabelle 28).

Tabelle 28: Postpartale Stressfallen und Lösungsmöglichkeiten

Stressfallen	Lösungsmöglichkeiten
Weniger Freizeit	Versuchen Sie in der ersten Zeit nach der Geburt bewusst Genussmomente in Ihren Alltag einzuplanen und wenn möglich auch Dinge mit Ihrem Partner alleine zu unternehmen.
Wenig Schlaf	Wenig Schlaf kann zu mehr Gereiztheit, weniger Geduld aber auch zu einer Verschlechterung in der Stimmung oder Stimmungsschwankungen führen. Um dies zu verhindern, versuchen Sie sich gut mit dem Partner abzuwechseln und bitten Sie Freunde oder Verwandte um Unterstützung.
Finanzielle Belastung	Es ist empfehlenswert, finanzielle Aspekte frühzeitig abzuklären und nach möglichen Lösungen zu suchen.
Meinungsverschiedenheiten in der Beziehung (u. a. das Kind nicht abgeben können, da der Partner es nicht „richtig“ macht)	Versuchen Sie, im Umgang mit Ihrem Partner den Fokus auf Kommunikation, Verständnis und gegenseitige Unterstützung zu legen.

3.4.3.4 Förderung der Mutter-Kind-Bindung

Die Förderung der Mutter-Kind-Beziehung hat einen essenziellen Stellenwert bei der Behandlung von peripartalen psychischen Störungen, um Entwicklungsdefizite der Kinder zu vermeiden und ihre Resilienz zu stärken. Gefördert werden soll die emotionale Bezogenheit auf das Kind, das Erleben von positiven Gefühlen und die Feinfühligkeit gegenüber dem Kind – dies kann mithilfe von spezifischen Therapieprogrammen umgesetzt werden (z. B. Hornstein, Schenk, Wortmann-Fleischer, Schwarz & Downing, 2006). Zur Förderung der Feinfühligkeit eignen sich insbesondere Videotherapien, wodurch die Wahrnehmung und die Reaktionsmuster auf kindliche Signale verbessert werden sollen. Dabei ist das Vorgehen sehr ressourcenorientiert, d. h. durch die bewusste Betonung und Wertschätzung des Positiven in den Interaktionssequenzen steht die Förderung der Reflexion elterlichen Verhaltens, die Förderung der Perspektivenübernahme und der Beachtung der Auswirkungen elterlichen Verhaltens auf das Kind im Mittelpunkt der Intervention.

Erkennen von positiven Gefühlen und Erhöhung der Feinfühligkeit gegenüber Kind

Ebenso werden Aktivitäten empfohlen, welche neben der Wissens- und Kompetenzvermittlung, die gegenseitige Aufmerksamkeit und den Austausch zwischen Mutter und Kind verbessern (z. B. Babymassage, vgl. Tabelle 26). Die Interventionen erhöhen auch das Erleben der mütterlichen Selbstwirksamkeit in der Interaktion mit ihrem Kind und dienen der Stärkung des Selbstwertgefühls und der Selbstsicherheit.

3.4.4 Störungsspezifische Psychotherapie

Peripartale Angststörungen

Bei den meisten Angststörungen in der Peripartalphase können die üblichen kognitiv-verhaltenstherapeutischen Therapiemethoden eingesetzt werden. Als einzige Ausnahme gilt die Durchführung der Angstexposition während der Schwangerschaft, denn bisher gibt es keine sicheren Daten darüber, ob konfrontative Verfahren während der Schwangerschaft durchgeführt werden können oder die damit einhergehende psychophysiologische Aktivierung in der Schwangerschaft kontraindiziert ist. Für die praktische Umsetzung der Therapie wird deshalb ein gestuftes Vorgehen vorgeschlagen, wobei Stufe 1 in der Schwangerschaft und Stufe 2 postpartal stattfindet.

Bisher keine gesicherten Daten zur Durchführung von konfrontativen Verfahren während der Schwangerschaft

- *Stufe 1 (Schwangerschaft):* Psychoedukation (inkl. Vermittlung von Störungsmodell und Therapierational), Entspannungs- und Imaginationsübungen, kognitive Interventionen (Modifizierung von dysfunktionalen Denk- und Verhaltensmustern), ggf. Konfrontation in sensu oder systematische Desensibilisierung.
- *Stufe 2 (nach der Geburt):* Konfrontationstherapie.

Bei der Zwangsstörung wird empfohlen, die allgemeingültige kognitiv-verhaltenstherapeutische Therapie nicht zu verändern. Zwangsgedanken können sich aber in der Postpartalzeit inhaltlich verändern (z. B. Fokus auf das Kind: „Schmutz schadet meinem Kind" oder „Ich werde meinem Baby etwas antun"), weshalb sich die Symptomatik verstärken kann. Eine effektive Therapie ist deshalb oft sehr zeitintensiv (Abramowitz, Schwartz, Moore & Luenzmann, 2003).

Peripartale Depressionen

Für die Therapie der peripartalen Depression können kognitiv-verhaltenstherapeutische Elemente der allgemeinen Depressionstherapie, als auch psychoedukative und systemtherapeutische Interventionen spezifisch an die peripartale Situation angepasst werden (vgl. Tabelle 29).

Tabelle 29: Psychotherapeutische Elemente für peripartale Depressionen

Psychotherapeutische Elemente	Präpartale Interventionen	Postpartale Interventionen
Kognitiv-verhaltenstherapeutische Strategien	– Aktivitätenplanung (Tagesstruktur, Aufbau positiver Aktivitäten, Verstärkerplan, etc.) – Kognitions- und Problemlösetraining – Verbesserung sozialer Fertigkeiten (z. B. Rollenspiele zur partnerschaftlichen Konfliktlösung)	
Auseinandersetzung mit rollenspezifischen Themen	– Was hat sich bei mir in der Schwangerschaft verändert?	– Was hat sich bei mir durch die Mutterschaft verändert? – Wie sehe ich mich als Mutter?
Förderung der Mutter-Kind-Bindung	– Kinderzimmer einrichten – Namen suchen – Bauch einölen, massieren – Kindsbewegungen wahrnehmen, mit dem Kind sprechen	– Sensitivitätstrainings und andere Kurse (z. B. Babymassage) – Video-Therapie
Paartherapeutische Elemente	– Wie unterstützen wir uns während der Schwangerschaft? – Wie fördern wir den Bezug zu unserem noch ungeborenen Kind?	– Was hat sich bei uns durch die Elternschaft verändert? – Wann finden wir Zeit für uns als Paar? – Finden wir eine gemeinsame Linie in der Erziehung?
Vorbeugen, Früherkennen und Krisenmanagement	– Präventive Maßnahmen, Erkennen von depressiven Symptomen, Notfallpläne	

Für die postpartale Depression wird das Gruppensetting als besonders geeignet eingeschätzt, da durch den Austausch und die Unterstützung in der Gruppe soziale Kompetenzen gestärkt und der soziale Rückzug reduziert werden können (siehe Gruppentherapieprogramm von Hofecker Fallahpour et al., 2005).

Lichttherapie: Lichttherapie stellt eine einfach anwendbare, kostengünstige und nebenwirkungsarme Intervention zur Behandlung von Depressionen in der Peripartalzeit dar. Zunehmend besteht Evidenz, dass Lichttherapie auch bei Depressionen in der Schwangerschaft wirksam ist (Wirz-Justice et al., 2011). Empfohlen wird, sich über mindestens 5 Wochen täglich am Morgen neben eine spezielle Tischlampe mit einer Stärke von 7000 Lux für eine Stunde zu setzen. Dabei können auch andere Aktivitäten wie lesen, schreiben, arbeiten am Laptop, frühstücken, etc. parallel dazu verrichtet werden (weitere Informationen auf www.cet.org). Für die Anwendung von Lichttherapie für postpartale Depressionen fehlt bisher der Wirksamkeitsnachweis.

Lichttherapie als kostengünstige, nebenwirkungsarme und einfach anwendbare Intervention bei peripartaler Depression

Schwangerschaftskomplikationen, Frühgeburt, komplikative Schwangerschaft

Es gibt keine kausale psychologische Therapie zur Vorbeugung und Behandlung von medizinischen Schwangerschaftskomplikationen. Psychologische Interventionen können jedoch den Umgang mit der belastenden Situation verbessern. Behandlungsansätze fokussieren deshalb auf:

- den Umgang mit der starken psychischen Belastung durch die Komplikationen (soziale Unterstützung, kognitive Interventionen, Umgang mit Ängsten, Umgang mit angstverstärkendem Verhalten, z. B. Unterhosen-Checking bei vaginalen Blutungen, Paargespräche),
- Entspannung und Imagination sowie Techniken der Emotionsregulation,
- ggf. Veränderung des Gesundheitsverhaltens (Ruhe, Reduktion Rauchen, Koffein, Alkohol).

3.4.5 Medikamentöse Therapie

Bei schweren Formen von Depressionen und Angststörungen in der Peripartalzeit sollte eine Pharmakotherapie in Betracht gezogen werden. Behandelnde sind aber oft zurückhaltend mit dem Einsatz von Psychopharmaka, da immer die potenzielle Teratogenität (v. a. bis zur 12. SSW) und die Toxizität des Psychopharmakons sowie das Risiko für perinatale Komplikationen evaluiert werden muss. Deshalb sollten Medikamente in der Schwangerschaft und Stillzeit nur nach sorgfältiger Absprache und Risiko-Nutzen-Abwägung zwischen Gynäkologen und Psychiatern und unter Prü-

Medikamente in der Peripartalzeit nach Absprache mit dem Psychiater und sorgfältiger Risiko-Nutzen-Abwägung verabreichen

fung der aktuellen Richtlinien (z. B. NICE Guidelines, 2007; ACOG Guidelines, 2008; APA/ACOG Empfehlungen, 2009) verabreicht werden.

Merke: Vorgaben bei der Pharmakotherapie

- So niedrig wie möglich, so hoch wie nötig.
- Kein überstürztes Ausschleichen oder Absetzen von Medikamenten, da Rückfallrisiko sehr hoch.
- Wenn möglich Monotherapie anstreben.
- Entbindung und Wochenbett interdisziplinär planen (Neonatologen mit einbeziehen).
- Gute Überwachung von Mutter und Ungeborenem/Neugeborenem.
- Medikamente in der Stillzeit: gutes Abwägen der Vor- und Nachteile des Stillens vs. Medikamenteneinnahme.

Bei Angststörungen gilt generell, Benzodiazepine nur mit großer Zurückhaltung zu verabreichen, da negative Langzeitfolgen (z. B. Atemdepression beim Neugeborenen) nicht auszuschließen sind. Zum Einsatz von Antidepressiva bei Depressionen in der Schwangerschaft gibt Tabelle 30 einen Überblick. Auch der Einsatz von Johanniskraut während der Schwangerschaft und Stillzeit kann erwogen werden.

Tabelle 30: Antidepressiva in der Schwangerschaft und Stillzeit (adaptiert nach Riecher-Rössler & Heck, 2012, sowie Rohde & Schaefer, 2009)

Empfohlene Antidepressiva für die Schwangerschaft	*SSRI's:* am ehesten *Sertralin* oder *Citalopram* Kontraindiziert sind Paroxetin und Fluoxetin!
	Serotonin-Reuptake-Hemmer (SSRI) sind den tri- und tetrazyklischen Antidepressiva vorzuziehen (aufgrund des Nebenwirkungsprofils). Bei beiden Stoffgruppen besteht kein Hinweis auf Teratogenität (allerdings etwas Evidenz für mehr Frühgeburten unter Antidepressiva).
Empfohlene Antidepressiva für die Stillzeit	*SSRI's:* *Sertralin, Paroxetin, Fluvoxamin* da geringste Exkretion in der Brustmilch Kontraindiziert sind: Citalopram, Escitalopram, Fluoxetin!
	Trizyklika: am ehesten *Nortriptylin,* eventuell *Amitriptylin, Imipramin* Kontraindiziert ist: Dioxepin

Bei psychotischer Symptomatik in der Peripartalzeit ist eine Neuroleptika-Therapie dringend erforderlich (Chlorpromazin, Quetiapin und Risperidon).

3.4.6 Stationäre Aufnahme

Eine stationäre Aufnahme sollte bei schweren Depressionen (insbesondere wenn zusätzlich psychotische Symptome vorhanden sind), bei vorliegender Suizidalität als auch bei hohem Gefährdungsrisiko für den Säugling oder das noch ungeborene Kind erfolgen.

Eine stationäre Aufnahme postpartal erfolgt idealerweise in einer Institution, in welcher Mutter und Kind nicht getrennt werden müssen (sog. Mutter-Kind-Einheiten). Vor allem in Deutschland, aber auch vereinzelt in Österreich und der Schweiz, verfügen diverse Kliniken über solche speziell ausgerichteten Abteilungen oder Ambulanzen (eine Liste zu Mutter-Kind-Einrichtungen ist über http://www.mutter-kind-behandlung.de oder die Webseite der Marcé-Gesellschaft http://www.marce-gesellschaft.de zu finden). Zudem gibt es Tageskliniken, welche eine Kinderbetreuung und Kliniken, welche Einzel- und Gruppentherapien für Mütter/Eltern anbieten.

Stationäre Behandlung idealerweise in Mutter-Kind-Einheiten

3.5 Wirksamkeit

Zum Wirksamkeitsnachweis von psychotherapeutischen Interventionen für die *antepartale Depression* gibt es bislang drei Übersichtsarbeiten (Austin, 2003; Dennis & Hodnett, 2007; Dennis, Ross & Grigoriadis, 2007). Für die Behandlung der *postpartalen Depression* zieht eine systematische Übersichtsarbeit von Dennis und Hodnett (2007) aus insgesamt 10 Studien den Schluss, dass psychosoziale und psychologische Interventionen effektiv in der Reduktion der depressiven Symptomatik bei Frauen mit einer postpartalen Depression sind, obwohl die methodologische Qualität der Studien vielfach mangelhaft war. Auch die *Interpersonelle Therapie (IPT)* (Klerman, Weissman, Rounseville & Chevron, 1984) zeigt mit angepassten Programmen für Depressionen in der Peripartalzeit gute Effekte (Spinelli, 1997; Stuart & O'Hara, 1995). Eine Metaanalyse berichtet, dass KVT und IPT eine vergleichbare Wirksamkeit aufweisen (ES gesamt: Cohens $d = 0.56$; $CI = .34$ bis $.79$) (Cuijpers, Brannmark & van Straten, 2008).

Bei den peripartalen Angststörungen weisen vier Studien auf eine potenzielle, jedoch unspezifische Wirksamkeit der KVT in Bezug auf eine Reduktion der Angstsymptomatik hin (Austin et al., 2008; Griffiths & Barker-Collo, 2008; Milgrom, Negri, Gemmill, McNeil & Martin, 2005; Misri, Reebye, Corral & Milis, 2004). Auch gibt es Untersuchungen, die zeigen, dass KVT bei klinisch relevanten Geburtsängsten zu einer Symptomreduktion führt (z. B. Saisto, Salmela-Aro, Nurmi, Kononen & Halmesmaki, 2001). Insgesamt reicht die Studienlage aber noch nicht aus, um verlässliche Aussagen zu machen.

4 Das klimakterische Syndrom

4.1 Beschreibung

Beispiel:

Eine 48-jährige Patientin meldet sich zu einem Erstgespräch an, nachdem sie reaktiv auf eine Panikattacke während des Autofahrens vor 4 Monaten eine zunehmende Ängstlichkeit und ein Vermeidungsverhalten in verschiedenen Alltagssituationen entwickelt hat. Die Panikattacke sei durch eine der ersten richtig starken Hitzewallungen ausgelöst worden, seither seien diese stärker und häufiger geworden. Aktuell habe sie bis zu zehnmal tagsüber eine Wallung, zudem müsse sie ca. jede zweite Nacht einmalig das durchnässte Oberteil wechseln. Die Hitzewallungen interferieren mit ihrem Funktionsniveau im Alltag, vor allem, da sie fürchtet, dass dadurch eine weitere Panikattacke ausgelöst werden könnte. Daher müsse sie jeweils den Raum verlassen oder das Fenster öffnen und frische Luft einatmen, was wiederum für ihr Umfeld befremdend sei. Auch die Menstruation hat sich verändert, sie dauert länger und ist schmerzhafter als früher. Im Moment belaste sie zudem, dass ihr einziger Sohn nach seinem Ausbildungsabschluss vor einem Monat ausgezogen sei. Sein Auszug reißt die Trauer um eine Totgeburt zwei Jahre nach der Geburt ihres Sohnes wieder auf. Beruflich ist sie erst vor 4 Jahren wieder aktiv geworden und arbeitet als Springerin unregelmäßig in einem Pflegeheim. Die Arbeit gefalle ihr und sie würde gerne mehr arbeiten, traue sich das aber aufgrund ihrer derzeitigen Instabilität nicht zu. Ihre Ehe beschreibt sie als insgesamt gut, sie würde aber von ihrem Mann im Moment wenig Verständnis für ihre Belastungen erhalten, zudem sei sie ihm gegenüber reizbarer als früher. Die Ängstlichkeit und die Trauer um den Verlust ihrer Kinder würden sie emotional herausfordern; durch die Hitzewallungen und den unruhigen Schlaf habe sie ihre gewohnte Energie, um Probleme anzugehen, nicht zur Verfügung. Ihre Frauenärztin habe ihr geraten, psychotherapeutische Hilfe zu suchen. Wegen einer familiären Krebsbelastung hat sich Frau B. gegen eine Hormontherapie entschieden.

4.1.1 Bezeichnung und Definition

Die Menopause kennzeichnet das Ende der reproduktiven Phase einer Frau und wird retrospektiv nach einem blutungsfreien Jahr festgelegt. Das Durchschnittsalter liegt bei 51 Jahren. Die größten hormonellen Veränderungen stellen sich jedoch in der Zeitspanne von 3 bis 5 Jahren vor und nach der Menopause ein. Diese Phase wird als Perimenopause, Klimakterium oder Wechseljahre bezeichnet (vgl. Tabelle 31).

Tabelle 31: Begriffsbestimmung

Prämenopause	Ab 40. Altersjahr bis zum Ausbleiben der Regelblutung
Perimenopause, Wechseljahre, Klimakterium	Einige Jahre vor der Menopause bis ein Jahr nach der letzten Regelblutung
Menopause	Letzte Regelblutung, Durchschnittsalter 51 Jahre (±5 Jahre)
Postmenopause	Beginnt ein Jahr nach der letzten Regelblutung bis ca. 65. bis 70. Altersjahr
Vorzeitige Menopause, Klimakterium praecox	Vor dem 40. Altersjahr, Störung der Eierstockfunktion, die zu einem vorübergehenden oder bleibenden Ausfall der Monatsblutung führt
Artifizielle Menopause	Induzierte Menopause durch hormonelle Eingriffe oder Eierstockentfernung

4.1.2 Symptomatik des klimakterischen Syndroms

Das *klimakterische Syndrom* (oder „psychische und vegetative Menopausensyndrom") bezeichnet einen Symptomkomplex bestehend aus vasomotorischen und psychischen Symptomen, urogenitaler Atrophie, Haut- und Skelettveränderungen (vgl. Tabelle 32). Nicht alle Symptome treten bei jeder Frau und in der gleichen Stärke und Dauer auf.

Klimakterisches Syndrom setzt sich aus vasomotorischen und psychischen Symptomen, urogenitaler Atrophie sowie Haut- und Skelettveränderungen zusammen

Tabelle 32: Symptomatik des klimakterischen Syndroms

Vasomotorische Symptome	– Hitzewallungen: Plötzlich auftretende Wärme (Flash) und Rötung (Flush), die sich vom oberen Rumpf auf Brustregion und Gesicht ausweitet, gefolgt von Schwitzen und evtl. Kälteschauer und Zittern – Nächtliches Schwitzen: Teilweise mit durchnässtem Pyjama und Bettlacken – Kopfschmerzen – Herzrasen – Schwindel
Urogenitale Symptome	– Verdünnen der Schleimhaut – Abnahme der Durchblutung und der Elastizität der Scheide – Dyspareunie, u. a. bedingt durch kleine Risse des Scheidenepithels – Erhöhung des pH-Wertes und damit höhere Infektanfälligkeit – Brennen und Jucken in der Scheidenregion – Harndrang
Hautveränderungen	– Verdünnung der Haut und Verlust der Elastizität – Hauttrockenheit und vermehrte Faltenbildung – Haarausfall

Tabelle 32: Fortsetzung

Skelett-veränderungen	– Abbau des Knochens und Abnahme der Knochendichte – Gelenkbeschwerden, Muskelschmerzen
Psychische Symptome	– Stimmungsschwankungen – Depressive Symptome – Nervosität, Gereiztheit – Ängstlichkeit – Schlafstörungen – Müdigkeit – Konzentrationsstörungen – Erhöhte Stressempfindlichkeit – Antriebslosigkeit

4.1.3 Klassifikation

Im ICD-10 werden die mit der Perimenopause assoziierten Symptome im Kapitel N 95 klassifiziert, darunter auch die milderen Formen psychischer Symptome (vgl. Tabelle 33). Da zur Spezifikation perimenopausaler psychischer Beschwerden bzw. Störungen bisher keine Diagnosekriterien vorliegen, werden psychische Symptome mit leichter bis mittlerer Ausprägung unter N95.8 diagnostiziert, Ausprägungen, die die Kriterien für eine psychische Störung erfüllen, hingegen mit dem entsprechenden F-Code.

Tabelle 33: Beschreibung der klimakterischen Störungen N95 nach ICD-10

N95.0	Postmenopausenblutung	Vaginale Blutung nach der Menopause
N95.1	Zustände im Zusammenhang mit der Menopause und dem Klimakterium	Symptome wie z. B. Hitzewallungen, Schlaflosigkeit, Kopfschmerz, Konzentrationsschwäche im Zusammenhang mit der Menopause
N95.2	Atrophische Kolpitis in der Postmenopause	Infektion in der Scheide, mitbedingt durch verminderte Abwehr aufgrund Östrogenmangel
N95.3	Zustände im Zusammenhang mit artifizieller Menopause	Menopausensymptome, die im Rahmen einer medikamenten-induzierten Menopause oder nach Eierstockentfernung entstehen
N95.8	Sonstige nicht näher bezeichnete klimakterische Störungen	u. a. erhöhte Stressempfindlichkeit, Stimmungsschwankungen, Depressivität, Ängstlichkeit, sexuelle Probleme
N95.9	Klimakterische Störung, nicht näher bezeichnet	

4.1.4 Epidemiologie

Die Menopause stellt einen natürlichen physiologischen Prozess primär ohne Krankheitswert dar, den alle (ob natürlich oder medizinisch induziert) Frauen mit einer entsprechenden Lebenserwartung durchleben. Die spezifische Symptomatik, die Stärke der Beschwerden und ihre Dauer weist jedoch eine hohe interindividuelle Variabilität auf und kann zu einem signifikanten Leidensdruck führen: Es gilt die Ein-Drittel-Regel: ca. 1/3 der Frauen haben keine bis leichte Beschwerden, 1/3 haben leichte bis mittlere Beschwerden und 1/3 haben mittlere bis starke Beschwerden. Der größte Leidensdruck resultiert aus Hitzewallungen gefolgt von Schlafstörungen und Stimmungsschwankungen. Tabelle 34 zeigt die durchschnittliche Häufigkeit klimakterischer Symptome in Europa bei Frauen im Alter von 45 bis 59 Jahren (Genazzani, Schneider, Panay & Nijland, 2006).

⅓ der Frauen hat keine bis wenig Symptome, ⅓ mittelstarke, ⅓ mittelstarke bis starke Symptome

Tabelle 34: Häufigkeit klimakterischer Symptome im europäischen Durchschnitt

Symptom	Vorkommen %
Hitzewallungen und Schweißausbrüche	75
Schlafstörungen	58
Stimmungsschwankungen	57
Reizbarkeit	53
Libidoverlust	45
Kopfschmerzen	39
Depressive Stimmung	33
Vaginale Trockenheit	29

4.1.5 Verlauf und Prognose

Die einzelnen Symptome des klimakterischen Syndroms haben unterschiedliche Verläufe. Vasomotorische und psychische Symptome sind meist vorübergehend und nehmen im Verlauf ab. Urogenitale Symptome, Haut- und Skelettveränderungen sind Teil eines fortlaufenden Alterungsprozesses. Der Verlauf vasomotorischer Symptome stellt sich folgendermaßen dar:

- Intensität von mehrmals wöchentlich bis 15-mal täglich, durchschnittliche Dauer von 2 bis 3 Minuten.
- Höhepunkt zwischen 52 bis 54 Jahren mit ersten Symptomen einige Jahre davor.

- Mittlere Dauer 3 Jahre, aber 60 % auch bis zu 7 Jahren und 15 % bis zu 15 Jahren nach Menopause (Rodstrom et al., 2002).
- Länger und stärker bei artifizieller Menopause.

Symptome mit einer tendenziellen Zunahme sind
- Gelenk- und Muskelbeschwerden,
- Schlafprobleme,
- Inkontinenzbeschwerden,
- Blasenentzündungen,
- Scheidentrockenheit,
- trockene Augen,
- Knochenabbau,
- Faltenbildung,
- Hauttrockenheit.

4.1.6 Differenzialdiagnose

Das klimakterische Syndrom präsentiert sich mit vielseitigen Symptomen, die in den differenzialdiagnostischen Überlegungen berücksichtigt werden. Einzelne klimakterische Symptome können auch bei psychischen Störungen auftreten. Wichtigste Differenzialdiagnosen klimakterischer Beschwerden sind:
- Hyperthyreose (Morbus Basedow),
- Subklinische Hypothyreose oder Hashimoto Thyreoiditis,
- Diabetes mellitus,
- Kardiovaskuläre Erkrankungen (Myokardinfarkt oder transitorische ischämische Attacke),
- Psychische Störungen (Angststörungen, Depressionen, somatoforme Störungen).

4.1.7 Komorbiditäten

Zwei- bis vierfach erhöhtes Risiko einer Depression in der Perimenopause

Neben einer allgemeinen altersabhängigen Zunahme körperlicher Erkrankungen besteht in dieser Lebensphase ein höheres Risiko für die Entwicklung einiger psychischer Störungen. Verschiedene neuere Longitudinalstudien an großen Kollektiven berichten über ein 2- bis 4-fach erhöhtes Risiko einer depressiven Ersterkrankung im Vergleich zur Zeit vor der Perimenopause (Bromberger et al., 2011). Ähnliche Befunde gibt es zum Risiko der Entwicklung erhöhter Ängstlichkeit (Freeman, Sammel, Lin, Gracia & Kapoor, 2008).

Sexuelle Probleme sind häufiger, der Leidensdruck nimmt jedoch ab

Die Häufigkeit von sexuellen Problemen sowie sexuellen Funktionsstörungen nimmt in der Perimenopause zu, gleichzeitig nimmt der Leidensdruck, der aus den Symptomen resultiert, insgesamt ab. Ein Libidoverlust wird von 40 bis 50 %, Probleme mit der Lubrikation von 25 bis 30 % und Dyspareunie von 12 bis 45 % der Frauen in der Perimenopause berichtet (Castelo-Branco et al., 2003). Auch die Häufigkeit von Schlafstörungen verzeichnet in der Perimenopause eine Zunahme von 31 auf 45 %, ein Restless Legs-Syndrom liegt bei 36 % der Frauen vor (Freedman & Roehrs, 2007).

> **Merke:**
>
> Die Perimenopause wird als *window of vulnerability* bezeichnet: Menopausenbedingte hormonelle Schwankungen treffen auf psychosoziale und allgemein gesundheitliche Faktoren und tragen zu dieser erhöhten Inzidenz bei (Soares, 2008).

Domino-Effekt: Psychische Störung als Folge von vasomotorischen Symptomen

In einigen Untersuchungen zeigt sich, dass das Risiko einer Depression und erhöhter Ängstlichkeit u. a. bei Vorhandensein und höherer Intensität der klimakterischen Symptomatik ansteigt. So haben sich mittlere bis starke Hitzewallungen als unabhängiger Risikofaktor für die Entwicklung einer Depression und Angstsymptomatik gezeigt. Hier wird auch vom *Domino-Effekt* gesprochen.

4.2 Störungstheorien und Modelle

Das klimakterische Syndrom stellt ein typisches biopsychosoziales Beschwerdebild dar, in dem hormonelle auf für die Lebensphase spezifische psychosoziale Veränderungen treffen und die Symptomatik selbst einem individuellen Attributionsprozess unterliegt.

Endokrine Faktoren

Hormonelle Veränderungen als Auslöser

Das klimakterische Syndrom wird durch den kombinierten Abfall von Östrogenen und Gestagenen bewirkt, während Androgene ab dem 35. Lebensjahr kontinuierlich abnehmen. Die pathophysiologischen Mechanismen, welche bei der Auslösung des klimakterischen Syndroms wirksam sind, sind nur teilweise bekannt. Auch genetische und Lebensstilfaktoren spielen eine Rolle, so kommen beispielsweise starke Raucherinnen früher in die Menopause. Die nachlassende Funktionstüchtigkeit der Eierstöcke ist vor allem durch morphologische Veränderungen und durch die nachlassende Anzahl östrogenproduzierender Follikel bedingt. Es kommt zum Hypoöstrogenismus, die Rückkoppelungsmechanismen bleiben aus und es stellt sich gegenregulatorisch eine dauerhaft erhöhte Gonadotropinkonzentration ein. In der Folge bleibt die Regelblutung aus. Östrogene haben verschiedenste Einwirkungen auf das Gehirn (Temperaturregulierungssystem, Zentren zur Kontrolle des Herzrhythmus) und auf periphere Gewebe und Organe, dadurch erklärt sich die Vielseitigkeit des klimakterischen Syndroms.

Abnahme der Östrogenkonzentrationen führt zu höherer Reaktivität der HHNA

Die nachlassende Verfügbarkeit von Sexualsteroiden in der Perimenopause beeinflusst die Funktionalität der Hypothalamus-Hypophysen-Nebennierenrinden-Achse (HHNA), die für die Stresssensitivität, aber auch in der Ätiologie von Depressionen und Angststörungen von Bedeutung ist. Östrogenrezeptoren sind im Hippocampus, Hypothalamus und in der Amygdala zu finden. Es ist damit naheliegend, dass eine Veränderung der Steroidhormone auch einen Einfluss auf die Aktivität verschiedener Neurotransmitter wie Serotonin und Noradrenalin hat. Auch wird nach der Menopause eine Zunahme der sympathoadrenalen und HHNA-Reaktivität beobachtet, die unter einer Hormonersatztherapie initial abgedämpft ist (Kajantie & Phillips, 2006; Kudielka, Hellhammer & Wust, 2009).

Biopsychosoziale Prädisposition

Reproductive Hormone Sensitivity = interindividuell unterschiedliche Empfindsamkeit gegenüber hormonellen Schwankungen

Frauen mit frühen Stresserfahrungen, psychischen Störungen aktuell und in der Vorgeschichte, prämenstruellem Syndrom, vorbestehenden körperlichen Erkrankungen und Übergewicht haben ein größeres Risiko für stärkere vasomotorische und psychische Symptome in der Perimenopause. Daneben spielt für die Schwere der erlebten Hitzewallungen auch eine genetische Prädisposition, die die Aktivität der Sexualsteroide verändert, eine Rolle (Gold et al., 2006; Thurston & Joffe, 2011). Von Bedeutung sind auch die neueren Befunde zu einer individuellen hormonellen Sensitivität, die interindividuelle Unterschiede im Empfinden von in ihrer Stärke vergleichbaren hormonellen Schwankungen erklären (*„Reproductive Hormone Sensitivity“*; Soares & Zitek, 2008).

Psychosoziale Faktoren

Neben hormonellen Veränderungen auch lebensphasenspezifische familiäre, berufliche und soziale Entwicklungen

Die Perimenopause markiert nicht nur das Ende der Fruchtbarkeit, sondern vollzieht sich in einer Lebensphase, die mit familiären, sozialen und beruflichen Veränderungen einhergeht. Für Frauen, die sich bisher vorwiegend der Betreuung der Kinder gewidmet haben, ergeben sich neue Freiheiten, wenn diese selbstständiger werden oder ausziehen. Der Ablösungsprozess vollzieht sich in der Regel über mehrere Jahre und kann auch mit Gefühlen der Trauer und des Verlustes verbunden sein. Die Veränderung der familiären Struktur kann die Partnerschaft herausfordern, dies spiegelt sich auch darin wider, dass sich 55 % der Scheidungen bei über 50-jährigen Paaren vollziehen (BFS, 2012). Dieser Anteil ist in den letzten 20 Jahren drastisch angestiegen, was u. a. die neuen Möglichkeiten der Frauen in dieser Lebensphase widerspiegelt. Das Überschreiten der Lebensmitte löst oftmals einen Prozess der Bilanzierung, u. a. im beruflichen Bereich aus, in dem die derzeitige Situation mit den ursprünglichen Lebenszielen verglichen wird.

Intrapersonelle Faktoren. In einigen Untersuchungen werden dispositionelle Merkmale/Persönlichkeitsmerkmale mit der Ausprägung klimakterischer Symptome in Verbindung gebracht. So sind eine hohe Resilienz, höherer Optimismus, ein stärkerer Kohärenzsinn (Caltabiano & Holzheimer, 1999; Svartvik et al., 2000) und niedrigere Neurotizismus-Werte (Bal & Sahin, 2011) mit weniger Beschwerden assoziiert worden. Diese dispositionellen Merkmale fördern ein problem- und nicht emotionsfokussiertes Bewältigungsverhalten.

Attributionsstile beeinflussen Erleben der klimakterischen Symptome

Einstellung gegenüber den Wechseljahren. Verschiedene Untersuchungen zeigen, dass die Einstellung gegenüber der Menopause und gegenüber sich selbst als Frau in den Wechseljahren das Erleben der Symptomatik beeinflussen kann. Darauf basieren auch die in Kapitel 4.4.1.5 beschriebenen kognitiven Interventionen.

Eine ungünstige Einstellung gegenüber den Wechseljahren wirkt sich auf das Erleben und den Umgang mit klimakterischen Beschwerden, insbesondere Hitzewallungen, nächtliches Schwitzen und Scheidentrockenheit negativ aus. Dies zeigt sich in prospektiven Studien (Avis & McKinlay, 1991) und verschiedenen Querschnittsuntersuchungen mit perimenopausalen Frauen (Hess et al., 2008; Rotem, Kushnir, Levine & Ehrenfeld, 2005). Zudem erleben Frauen, die während einer Hitzewallung zu negativen Selbstbewertungen neigen („Ich bin schmutzig und unattraktiv"), diese ausgeprägter (Reynolds, 2002).

Sozioökonomischer Status und Lebensstilfaktoren

Die Erklärung des Zusammenhanges zwischen niedrigem sozioökonomischen Status und stärkeren klimakterischen Beschwerden ist nicht abschließend geklärt. Neben einem Mangel an sozialer Unterstützung dürften ungünstigere Lebensstilfaktoren eine Rolle spielen, die die Menopausensymptomatik verstärken. So ist das Risiko stärker ausgeprägter Hitzewallungen bei Raucherinnen um 60 % erhöht, was evtl. auf den anti-östrogenen Effekt von Nikotin zurückzuführen ist (Gold et al., 2004). Daneben sind auch Ernährungsfaktoren und ein Mangel an körperlicher Aktivität – zwar etwas inkonsistent – mit stärkeren klimakterischen Symptomen assoziiert.

Ungünstiges Gesundheitsverhalten kann die Symptome verstärken

Soziokulturelle Faktoren

Die Bedeutung der Menopause weist interkulturelle Unterschiede auf. In verschiedenen islamischen Ländern, auf dem indischen Subkontinent und in gewissen afrikanischen Ländern ist der Eintritt in die Menopause positiv attribuiert; größtenteils durch die negative Bedeutungszuschreibung der Regelblutung (Unreinheit, Gefahr ungewollter Schwangerschaft etc.) (Bitzer & Alder, 2009). Im westeuropäischen Kulturkreis wurde die Menopause über

Jahrzehnte hinweg stark medikalisiert, was sich auch in Begrifflichkeiten wie Östrogen-Mangel-Syndrom widerspiegelt. Dieses wurde entsprechend bis zur Veröffentlichung der vielseitig diskutierten Ergebnisse der Women's-Health-Initiative-Studie (Rossouw et al., 2002) großzügig mit einem Hormonersatz therapiert.

In der westeuropäischen Kultur werden die Wechseljahre zudem häufig noch mit einem Verlust der weiblichen Attraktivität und den negativen Aspekten des Alterns assoziiert, deutlich weniger oder gar nicht jedoch von Frauen mit besserer sozialer Unterstützung und höherem Bildungsniveau (Ayers, Smith, Hellier, Mann & Hunter, 2012). Ein höheres Selbstbewusstsein bzgl. dieser Lebensphase kann sich auch auf die Entscheidung, ob vorübergehend Hormone eingenommen werden, auswirken; eine Hormoneinnahme ist aber weder ein Zeichen der Schwäche noch ist es gerechtfertigt, ohne individualisierten Entscheidungsprozess eine Hormontherapie als Standard in der Perimenopause zu verschreiben.

Psychobiologisches Bedingungsmodell des klimakterischen Syndroms

Interaktion hormoneller, psychischer und sozialer Faktoren erklärt interindividuelle Unterschiede im Erleben der Perimenopause

Die beschriebenen Einflussfaktoren mögen die großen interindividuellen Unterschiede im Erleben der klimakterischen körperlichen und psychischen Veränderungen erklären. Während die Perimenopause einen gesunden physiologischen Prozess darstellt, kann die Ausprägung der Symptomatik aber

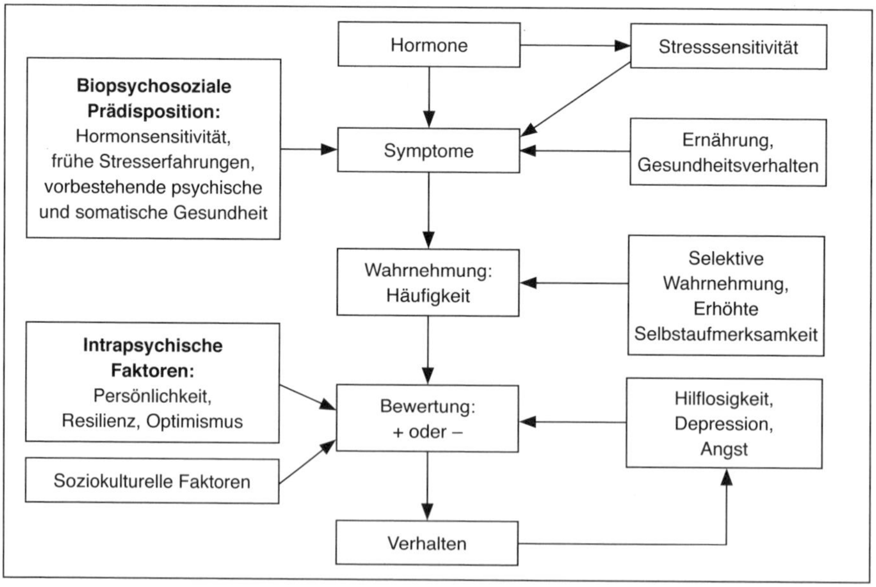

Abbildung 9: Psychobiologisches Bedingungsmodell des klimakterischen Syndroms

auch Krankheitswert annehmen und zu einer Beeinträchtigung in der Alltagsbewältigung führen. Das Modell in Abbildung 9 kann als Grundlage dienen, um gemeinsam mit der Patientin ein individuelles Störungsmodell im Rahmen der Problemanalyse zu formulieren.

Im Zentrum stehen die Veränderungen der Sexualsteroide, welche zu einer erhöhten psychophysiologischen Stressreaktivität beitragen. Erniedrigte Östrogen- und erhöhte Progesteronkonzentrationen führen zu verschiedenen körperlichen und psychischen Symptomen, die als klimakterisches Syndrom zusammengefasst werden (vgl. Tabelle 32). Die Ausprägung der Symptomatik wird durch prädisponierende Faktoren mitbedingt, ist aber auch durch Verhaltensfaktoren beeinflusst. Die Wahrnehmung und Bedeutungszuschreibung der und die Reaktion auf die Symptome sind durch Unterschiede in der Selbstaufmerksamkeit, psychische Belastungsfaktoren und überdauernde Personen- und soziokulturelle Merkmale mitbedingt.

4.3 Diagnostik und Behandlungsindikation des klimakterischen Syndroms

4.3.1 Diagnostischer Prozess

Der diagnostische Prozess hat der Vielfalt der möglichen Beschwerden, der Zunahme der Morbidität und der Risiken sowie der Notwendigkeit einer aktiven Beeinflussung der Lebensqualität und der Gesunderhaltung Rechnung zu tragen. Ziel ist es, Ansatzpunkte für die weitere Behandlung zu finden (vgl. Tabelle 35).

Tabelle 35: Multidimensionaler, diagnostischer Prozess des klimakterischen Syndroms

Anamnese zur Peri- und Postmenopause	– Erfassen von körperlichen, psychischen und Verhaltenssymptomen und deren Gewichtung – Bisherige Behandlungen
Psychologische Anamnese	– Depressive und Angststörungen allgemein und in der Peripartalzeit, Prämenstruelles Syndrom und Prämenstruelle Dysphorische Störung; Stresserfahrungen; Sexualstörungen – Persönlichkeitsstil und Einstellung gegenüber den Wechseljahren – Stresserleben und -verhalten – Gesundheitsverhalten – Aktuelle Stressoren und Ressourcen
Körperliche Anamnese und Diagnostik	– Gynäkologische Untersuchung, Krebsabstrich – Abklärung von Risikofaktoren – Früherkennung von Erkrankungen

Tabelle 35: Fortsetzung

Selbstbeurteilungsfragebogen und Symptomtagebuch	– Greene Climacteric Scale GCS (Greene, 1998) – Women's Health Questionnaire WHQ (Hunter, 1992) – Symptomtagebuch

Anamnese zur Peri- und Postmenopause

Art und Häufigkeit sowie damit verbundener Leidensdruck der Symptomatik erfassen

Tabelle 36 fasst die wichtigsten Bereiche zusammen, die erfasst werden. Neben der Beschreibung zu Art und Häufigkeit der Symptome ist es auch unerlässlich, die Schwere der erlebten Beeinträchtigung zu erfassen. Die Spannbreite ist groß mit Frauen, die durch Hitzewallungen nicht gestört sind und entsprechend gut adaptieren bis hin zu Betroffenen, die in ihrer Alltagsbewältigung stark beeinträchtigt sind. Zudem wird der zeitliche Verlauf (Beginn mit eventuellen Auslösern wie Operationen oder Medikamente und bisheriger Verlauf) erfasst. Es wird danach gefragt, ob die Symptome vor, mit oder nach dem unregelmäßig werden der Regelblutung begonnen haben.

Tabelle 36: Anamnese zur Peri- und Postmenopause

Allgemeine Fragen	– Ist die Regelblutung regelmäßig, unregelmäßig, ausbleibend? – Gibt es Einschränkungen im körperlichen und psychischen Befinden? – Wie erklärt sich die Patientin die Symptome? – Haben sich die Symptome mit Eintritt in die Perimenopause erstmals manifestiert oder damals verändert?
Spezifisches Erfassen von	– Häufigkeit, Intensität, Beschreibung von und Beeinträchtigung durch Hitzewallungen, nächtlichem Schwitzen Schwindel und Herzrasen. – Veränderungen der Scheidenschleimhaut, Scheidentrockenheit, Brennen und Jucken der Scheide, Schmerzen beim Geschlechtsverkehr oder/und Wasserlösen, Zufriedenheit in der Sexualität und Libido. – Schmerzen in Gelenken, Muskeln, Kopfschmerzen. – Häufigkeit, Intensität und Verlauf von Stimmungsschwankungen, Antriebslosigkeit, Müdigkeit, Reizbarkeit, Schlafstörungen, Stressempfindlichkeit, Konzentrationsproblemen. – Bisherigen Behandlungen wie Hormontherapie, Phytotherapie, Alternativmedizinische Verfahren etc.

Ebenso wird die Ursachenzuschreibung der erlebten klimakterischen Symptome erfasst. Nicht immer werden letztere den „normalen" hormonellen Veränderungen zugeschrieben; sie können mitunter zu Krankheitsängsten führen (Krebs, Herzinfarkt) oder werden fremdattribuiert (Stress, Partnerschaftsprobleme).

Bei psychischen Symptomen inkl. sexueller Probleme wird zudem evaluiert, ob diese in ihrer Ausprägung subklinisches Ausmaß haben und damit im Rahmen des klimakterischen Syndroms zusammengefasst und diagnostiziert (N95.8) werden oder die Kriterien einer psychischen Störung erfüllen.

Psychologische Anamnese

Neben den allgemeinen in einer psychosozialen Anamnese erhobenen Informationen wird insbesondere auf psychische Risikofaktoren einer mittleren bis schweren Ausprägung des klimakterischen Syndroms eingegangen (Stresserfahrungen und Depressionen und Angststörungen in der Vorgeschichte insbesondere im Zusammenhang mit der Menstruation und Peripartalzeit). Zudem werden gegenwärtige Stressoren körperlicher und psychosozialer Art erfasst und exploriert, welche Einstellungen die Patientin gegenüber der Menopause und dem Älter werden hat. Wichtig ist auch, mögliche die klimakterischen Symptome aufrechterhaltende und verstärkende Verhaltensweisen (Rauchen und Alkoholkonsum, Essverhalten, Schlafhygiene) zu erfassen.

Körperliche Anamnese/Diagnostik

Die Diagnose des klimakterischen Syndroms erfolgt primär klinisch durch die Frauenärztin oder den Hausarzt. Eine Hormonanalyse ist nur selten, bspw. zum Ausschluss anderer Hormonstörungen (Hyperthyreose, Hypothyreose, Diabetes mellitus) erforderlich (FSH, LH, Östradiol, TSH, Prolaktin, eventuell Glukose nüchtern). Eine Vaginalsonografie und Darstellung von Endometrium und Ovarien ist u. a. zur Früherkennung einer pelvinen Pathologie indiziert. Bei Frauen ohne erhöhtes Brustkrebsrisiko und in Gegenden ohne Brustkrebsscreening ist dies häufig auch der Zeitpunkt der ersten Mammografie.

Selbstbeurteilungsfragebögen und Symptomtagebuch

Für die Selbstbeurteilung des klimakterischen Syndroms eignet sich die Greene Climacteric Scale oder der Women's Health Questionnaire:

- Die *Greene Climacteric Scale* (GCS) von Greene (1998) erfasst in 21 Items die Intensität der Beeinträchtigung durch häufig vorkommende Symptome während der Perimenopause.
- Der *Women's Health Questionnaire* (WHQ) von Hunter (1992) besteht aus 36 Items, unterteilt in 9 Subskalen, zu körperlichen und emotionalen Symptomen während der Menopause und ist auf Deutsch validiert.

Prospektive Erfassung der klimakterischen Symptome

Symptomtagebuch: In Abhängigkeit des präsentierten Beschwerdebildes ist es sinnvoll, die Patientin über 2 bis 3 Wochen ein Symptomtagebuch führen zu lassen. Es dient der täglichen Erfassung der Art und Intensität der Symptome und stellt diese in den Kontext ihres Auftretens. Ein Beispiel für ein solches Tagebuch findet sich im Anhang (vgl. Seite 123). Das Tagebuch sollte Fragen zur Symptomatik, ihres situativen Auftretens, den kognitiven, emotionalen und verhaltensbezogenen Begleitfaktoren und Reaktionen enthalten. Dabei bietet es sich an, im Rahmen des Symptomtagebuches Gesundheitsverhalten, Suchtmittel- und Medikamentenkonsum zu erfassen.

4.3.2 Indikation zur Behandlung des klimakterischen Syndroms

Die Perimenopause ist eine Lebensphase, die grundsätzlich nicht pathologisch und therapiebedürftig ist. Die Mehrzahl der Frauen setzt sich mit ihr auf eine aktive und salutogenetische Weise auseinander und braucht keine psychotherapeutische Unterstützung. Frauen, die unter mittleren bis schweren Symptomen leiden, suchen in der Regel primär nicht einen Psychotherapeuten, sondern ihre Frauenärztin oder Hausarzt auf. Ein hohes Informationsbedürfnis und der Wunsch nach Austausch besteht aber für viele perimenopausale Frauen, unabhängig vom Leidensdruck. Es kann entlasten, wenn die Wechseljahre von der Psychotherapeutin angesprochen werden („Erlaubnis geben"). Übergeordnetes Ziel ist es, die Patientin in einem aktiven und selbstbestimmten Gestalten dieses Lebensabschnittes zu unterstützen. Dazu bedarf es einer Aktivierung von Ressourcen und einer Entwicklung bei gleichzeitiger Akzeptanz von Veränderungen und Grenzen und ein Verabschieden von nicht mehr realisierbaren Lebensplänen. Der therapeutische Prozess beinhaltet damit auch eine Standortbestimmung, Neuorientierung und fördert die Bereitschaft zur Entwicklung. Die Interventionen entfalten sich auf einem Kontinuum von Unterstützung bei der Auseinandersetzung mit der aktuellen Lebensphase, über konkrete Interventionen zum Symptommanagement bis hin zur störungsspezifischen Psychotherapie komorbider psychischer Störungen.

Ziel (neben verbessertem Symptomumgang) = selbstbestimmten und aktiven Umgang mit Perimenopause fördern

4.4 Behandlung des klimakterischen Syndroms

Im Folgenden werden psychologische Interventionselemente, die Gesundheitsberatung, medizinische sowie komplementärmedizinische Interventionen zur Behandlung des klimakterischen Syndroms vorgestellt.

4.4.1 Psychologische Interventionselemente zur Behandlung des klimakterischen Syndroms

4.4.1.1 Beispiel für den Aufbau der Sitzungen

Tabelle 37 stellt die Behandlungsphasen, die an die individuelle Problematik angepasst werden, exemplarisch dar. Das übergeordnete Behandlungsziel liegt neben der Symptomreduktion bzw. dem verbesserten Symptomumgang darin, einen aktiven, selbstbestimmten Umgang mit der Perimenopause zu fördern. Ausgehend von der gemeinsamen Definition der Schlüsselprobleme, des Verständnisses für die die Symptomatik mitbedingenden und verstärkenden Faktoren werden die Elemente des Therapieplans zusammengestellt.

Tabelle 37: Darstellung der Behandlungsphasen

1. Phase	– Schlüsselprobleme erkennen – Aufbau einer therapeutischen Beziehung
2. Phase	– Psychoedukation zur Ätiologie und Symptomatik des klimakterischen Syndroms – Vermittlung des Störungsmodells und Behandlungsrationals
3. Phase: Fokus klimakterische Symptome	– Entspannungs- und Imaginationsübungen, Paced Breathing – Erkennen und Veränderung von Verstärkungsmechanismen – Kognitive Interventionen – Achtsamkeitstraining – Gesundheitsberatung, inkl. Schlafhygiene – Evtl. Entscheidungshilfe Hormontherapie und alternativmedizinische Maßnahmen
4. Phase	– Bilanzierung und Neuorientierung

4.4.1.2 Psychoedukation

Viele Frauen haben sich bereits mit den Ursachen ihrer Beschwerden auseinandergesetzt, so dass die Psychoedukation allenfalls ergänzend zu diesem Wissensstand durchgeführt wird. Wie in Kapitel 4.2 dargestellt, ist die Perimenopause mehr als eine Phase der hormonellen Umstellung, so dass die psychosozialen Aspekte dieser Lebensphase ebenso diskutiert werden (vgl. auch Kapitel 4.4.2).

Perimenopause ist mehr als eine Phase hormoneller Umstellung

4.4.1.3 Individuelles Störungsmodell und Behandlungsrational

Auf dem Hintergrund der erfassten Informationen wird ein individuelles Erklärungsmodell erarbeitet, das auslösende, aufrechterhaltende und verstärkende Faktoren integriert. Daraus gehen die möglichen Ansatzpunkte der psychotherapeutischen Arbeit hervor: Der physiologische Auslöser (hormonelle Veränderung) wird durch verschiedene vorbestehende (bspw. psychische Vulnerabilität) und reaktive (bspw. Schamgefühl) Komponenten beeinflusst. Damit ergibt sich ein äußerst individueller Verlauf des klimakterischen Syndroms, und es lassen sich die Möglichkeiten des psychotherapeutischen Vorgehens identifizieren. Das Rational der Behandlung zielt v. a. auf eine Veränderung der Verstärkungsmechanismen ab (bspw. negative Attribution, ungünstiges Gesundheitsverhalten); naturgemäß gibt es keine „Heilung“ der Perimenopause, sondern nur einen funktionalen Umgang mit der Symptomatik.

Beispiel (Forts.):

Die hormonellen Veränderungen verändern bei Frau B. die zentrale Thermoregulation und bewirken die regelmäßigen Hitzewallungen. Aufgrund der Befürchtung, dass diese eine Panikattacke auslösen könnten, steigt ihre psychische Anspannung jeweils an und sie muss im Sinne eines Vermeidungsverhaltens die Situation verlassen oder verändern. Zudem bewirkt der Hormonabfall eine stärkere Stressreaktion als früher und Frau B. fühlt sich aufgrund einer allgemeinen Erschöpfung und Energielosigkeit weniger in der Lage, Probleme zu bewältigen. Der Auszug des Sohnes konfrontiert sie zusätzlich mit ihrer bisherigen Lebensgestaltung: neben ihrer niederprozentigen Tätigkeit außer Haus, einer Nähgruppe und wöchentlichen Treffen mit ihrer Mutter und zwei Freundinnen hat sie sich vor allem zu Hause engagiert. Dies kommt ihr rückblickend sinnlos vor, sie hat das Bedürfnis, „nun endlich etwas richtiges zu arbeiten", fühlt sich aber im Moment zu energielos, um sich darum zu kümmern. Die Therapie fokussiert initial auf einen adaptiveren Umgang mit den Hitzewallungen und eine verbesserte Stressbewältigung. Frau B. wird zudem in ihrer Ablösung vom Sohn und in einer erneuten Trauerarbeit um das verlorene zweite Kind unterstützt. Bei der Bilanzierungsarbeit kann sie sich mit ihrem bisherigen Leben versöhnen und Ziele für eine berufliche Weiterentwicklung in der ambulanten Altenpflege definieren. In die Standortbestimmung bezieht sie auch ihren Mann mit ein. In den vier Paargesprächen geht es neben dem Aufbau eines gegenseitigen Verständnisses für das Erleben der aktuellen Lebensphase um die partnerschaftliche Sexualität, die beide als eingeschlafen und wenig bereichernd erleben.

4.4.1.4 Entspannungstraining

Neben PMR eignen sich imaginative Verfahren, die direkt auf die Symptomatik Bezug nehmen (siehe Kasten zur Cooling Down-Imagination). Auch die Technik des Paced Breathing ist mit einer Reduktion von Hitzewallungen verbunden. Bei dieser Atemtechnik werden nach einer festgelegten Atemfrequenz beim Einatmen die Lungen bis zu deren vollen Kapazität gefüllt, die Luft einige Sekunden angehalten und danach langsam so viel Luft als möglich ausgeatmet. Es wird vermutet, dass sich bei Hitzewallungen die Wirkungsweise von Entspannungsverfahren über eine Veränderung des thermoregulatorischen sympathoadrenergen Systems entfaltet (Keefer & Blanchard, 2005).

Cooling Down-Imagination

Machen Sie es sich ganz bequem und finden Sie eine Körperposition, in der Sie sich ganz wohlfühlen und die Ihnen angenehm ist. Achten Sie darauf, dass die Beine parallel nebeneinander liegen, die Fußspitzen leicht nach außen weisen und die Arme ganz locker neben dem Körper liegen. Schließen Sie nun langsam Ihre Augen und richten Sie Ihre Aufmerksamkeit nach innen, auf Ihren Körper. Für diese kurze Zeit ist alles, was um Sie herum geschieht und vorgeht, unwichtig und ohne Bedeutung – Sie wollen sich jetzt nur auf sich selbst konzentrieren. Ihre Hände und Arme sind angenehm entspannt – Ihr Nacken und Ihre Schultern sind entspannt – Ihre Füße und Beine sind entspannt – Ihr ganzer Körper ist angenehm warm – Sie beobachten das Strömen Ihres Atems – die Atmung ist ganz ruhig und gleichmäßig. Spüren Sie wie beim Ausatmen Ihr Körper loslässt und sich entspannt. Ihre Entspannung wird tiefer und tiefer, so tief wie man es will und wie man es braucht.

Lassen Sie nun Bilder und Gedanken in Ihnen aufsteigen, die Sie mit Erfrischung und Abkühlung verbinden – Was ist Ihr sehnlichster Wunsch, wenn Ihnen heiß ist? Das kann ein Spaziergang am Meer, oder das Bad in einem See sein, eine kalte Dusche oder ein kühlender Windhauch, vielleicht auch ein eiskaltes Getränk oder ein Sommergewitter – Denken Sie daran, dass Sie in Ihrer Vorstellung zaubern können... Schaffen Sie genau die Situation, die Ihrem Bedürfnis nach Abkühlung am meisten entspricht – Nehmen Sie sich Zeit, sich genau vorzustellen, wie Ihre Erfrischung aussieht – wie sie schmeckt – wie sie riecht – wie sie sich auf Ihrer Haut anfühlt. Verändern Sie das Bild so lange, bis Sie sich in der Situation ganz und gar wohlfühlen und sich Ihr ganzer Körper angenehm kühl und erfrischt anfühlt.

Genießen Sie noch einen Augenblick diese Kühle und erfrischende Situation. Um das Gefühl von Abkühlung und Erfrischung zu verankern, vereinbaren Sie mit sich nun eine kleine Körpergeste, ein Wort oder einen Satz. Diese kleine Geste können Sie in Zukunft ausführen, um das angenehme kühle Körpergefühl rasch wieder in Ihrer Vorstellung zu haben – Wenn Sie möchten, können Sie diese Geste jetzt ausführen.

Kommen Sie nun langsam wieder zurück und lenken Sie Ihre Aufmerksamkeit dann langsam wieder auf diesen Raum. Nehmen Sie die Geräusche um sich herum wieder bewusst wahr. Spüren Sie Ihren Körper, wie er auf der Unterlage liegt. Atmen Sie tief ein und aus und werden Sie mit jedem Atemzug wieder wacher. Strecken und räkeln Sie sich und öffnen Sie dann langsam wieder Ihre Augen.

4.4.1.5 Kognitive Interventionen

Die kognitiven Interventionselemente umfassen einerseits Methoden der kognitiven Umstrukturierung, andererseits akzeptanzorientierte Interventionen. Insgesamt zielen sie auf eine Veränderung der Einstellung gegenüber dieser Lebensphase und der Bewertung von spezifischen Symptomen ab. In diesem Abschnitt sollen die Durchführung dieser Interventionen nur überblicksartig aufgeführt und häufige Themen der kognitiven therapeutischen Arbeit mit Frauen in der Perimenopause dargestellt werden.

Dysfunktionale Kognitionen können allgemeiner Art sein („Frauen in der Menopause sind nicht mehr attraktiv") oder situativ auftreten („Es ist sehr peinlich, wenn ich jetzt eine Wallung habe", vgl. auch Kasten). Ihre Identifikation erfolgt über geeignete Fragen zur Einstellung gegenüber der Menopause und dem Erleben von einzelnen Situationen, in denen klimakterische Beschwerden auftreten. Auch das Symptomtagebuch wird zur Identifikation der die klimakterischen Beschwerden begleitenden Kognitionen herangezogen.

Beispiele für dysfunktionale Kognitionen

- „Wenn ich jetzt eine Wallung habe, ist das sehr peinlich und ich kann diese Sitzung unmöglich weiter leiten."
- „Als Frau in der Menopause gehöre ich zum alten Eisen und bin in der Gesellschaft nutzlos."
- „ Ich kann mir keine Schlafstörungen leisten, ich muss so leistungsfähig wie vorher sein, um das Leben zu meistern."
- „Er wendet sich ab, weil ich verschwitzt aussehe."
- „Hier im Kaufhaus sind wieder mal alle jung, hübsch und straff."

Für die *Infragestellung dysfunktionaler und entwickeln funktionaler Kognitionen* eignen sich u. a. die im Kasten dargestellten Fragen.

Beispielfragen zur Infragestellung und Entwicklung bewältigungsorientierter Kognitionen

- Hilft dieser Gedanke, dass Sie in dieser Situation mit einer Wallung umgehen können?
- Welche Auswirkung hat diese Art zu denken auf Ihre Kraft, mit der Situation umzugehen?
- Welches innere Selbstgespräch trägt eher dazu bei, dass Sie sich weniger gestresst fühlen?
- Wie bewerten Sie die Hitzewallungen Ihrer Freundin?
- Woher wissen Sie, dass Ihre Zuhörer sich auf die Wallung und nicht Ihren Vortrag konzentrieren?
- Welche Beispiele von Frauen kennen Sie, die in der zweiten Lebenshälfte Wertvolles tun und erleben?
- Sehen das alle Menschen in der gesamten Gesellschaft so?
- Wieso müssen Sie Ihr Leben immer perfekt meistern?
- Kennen Sie jemanden, der auch ohne Menopause nicht immer 100 % leistungsfähig ist?
- Was wäre das Schlimmste, das passieren könnte? Was wäre das Beste? Was ist wohl das Realistischste?
- In welchen Situationen gelingt es Ihnen besser, mit (Wallung, Schwindel, Stimmungsschwankung) umzugehen?

Akzeptanzorientierte Interventionen. Das Klimakterium geht mit lebensalterbezogenen Veränderungen einher, die sowohl erschwerend als auch erleichternd sind (Gewinn- und Verlust-Perspektive der Entwicklungsdynamik). Interventionen zur verbesserten Akzeptanz von körperlichen und sozialen Veränderungen sind indiziert, wenn eine Ablehnung dieser normativen Symptome und Ereignisse persistiert. Dies kann sich u. a. in den beschriebenen katastrophisierenden, generalisierenden Einstellungen äußern, in Selbstmitleid oder in einer übermäßigen Beschäftigung mit Anti-Aging-Maßnahmen und -Eingriffen. Akzeptanzorientierte Interventionen zielen hier auf das Aufgeben des inneren (und äußeren) Kampfes um Kontrolle und Wunsch nach Wiederherstellung eines vergangenen Zustandes ab; dieser stellt einer der aufrechterhaltenden Faktoren für die Schwierigkeit im Umgang mit der Perimenopause dar. Für eine ausführliche Darstellung akzeptanzorientierter Interventionen siehe beispielsweise Eifert (2011).

Lebensphase mit Gewinnen und Verlusten

Achtsamkeitstraining. Die Förderung der Konzentration auf den gegenwärtigen Moment ist eine weitere Intervention zur verbesserten Akzeptanz der perimenopausalen Beschwerden. So zeigt eine erste randomisierte kontrollierte Studie die Wirksamkeit des Mindfulness-based Stress Reduction (MBSR) Trainings auf eine verbesserte Lebensqualität, Verbesserungen in Schlaf und Leidensdruck aufgrund Hitzewallungen, Angst- und Stresserleben (Carmody et al., 2011).

4.4.1.6 Interventionen zur Standortbestimmung und Neuorientierung

Die strukturierte und therapeutisch begleitete Bilanzierung des bisherigen Lebens zielt darauf ab, ausgehend vom Rückblick auf unterschiedliche Lebensbereiche proaktiv die Richtung der nächsten Jahre zu definieren. Die Lebensbereiche ergeben sich aus der aktuellen Lebenssituation und es ist darauf zu achten, dass möglichst viele Lebensbereiche der Patientin, auch diejenigen mit einer hohen Zufriedenheit, betrachtet werden. Dabei ist auch aktiv nach dem Lebensbereich Sexualität zu fragen, da einerseits die hormonellen Veränderungen einen Einfluss auf diesen haben, andererseits viele Paare sich in einer Phase befinden, in der sich die Sexualität im Vergleich zu früher auf ein kleineres Repertoire an Verhaltensweisen reduziert hat. Diese Monotonie kann zu einer sexuellen Unzufriedenheit beitragen.

Standortbestimmung für verschiedene Lebensbereiche

Eine Bilanzierung kann einerseits zu einer Konfrontation mit nicht mehr realisierbaren Lebensplänen führen (bspw. Mutterschaft) und von Gefühlen der Trauer begleitet sein. Andererseits ermöglicht sie auch eine Anerkennung von persönlicher Leistung und Erfolgen und die Aktivierung von positiven Erinnerungen. Die Entwicklung von neuen (oder beibehaltenen) Zielen basiert auf der Grundlage der Wertvorstellungen und Wichtigkeiten im jeweiligen Lebensbereich (sensu wertorientiertes Vorgehen der ACT). In der Sexualität kann beispielsweise der Frage nachgegangen werden, welche sexuellen Aktivitäten wieder aufgenommen werden sollen oder was die Patientin für sich oder als Paar neu entdecken möchte.

4.4.2 Gesundheitsberatung

Kontrollerhöhung durch gesundheitsbewusstes Verhalten

Wie im Kapitel 4.2 dargestellt, können klimakterische Symptome durch gewisse Gesundheitsverhaltensweisen ausgelöst, aufrechterhalten bzw. verstärkt werden. Nicht alle dieser Faktoren sind gleich einfach veränderbar und es gibt nur wenige Studien, die die Auswirkung einer Verhaltensänderung auf die Verbesserung der Symptomatik systematisch evaluiert haben. Tabelle 38 fasst die möglichen Maßnahmen zusammen.

Tabelle 38: Gesundheitsverhalten in der Perimenopause

Maßnahme	Wirksamkeit für	Wirksamkeitsnachweis
Kalziumeinnahme >1.200 mg/Tag	Verbesserung der Knochenstruktur und Osteoporose-Prävention	+
Reduktion von Nikotin, Koffein und Alkohol	Reduktion vasomotorischer Symptome	Trotz nachgewiesener Assoziation zwischen Nikotin/Alkohol/Koffein und Hitzewallungen: n. a.
Nordic Walking, Joggen Kraftraining Vibrationstraining (Power Plate)	Fettstoffwechsel Knochendichte Vasomotorische Symptome	+ + +/n. s.
Yoga	Reduktion vasomotorischer Symptome Stimmung	+/n. s. +
Schlafraumtemperatur <19°C	Reduktion von nächtlichem Schwitzen	+

Anmerkung: + = positiver Effekt; +/n. s. = positiver oder nicht signifikanter Effekt; n. a. = nicht anwendbar, da schlechte Studienlage

4.4.3 Medizinische Interventionen

Die Entscheidung über eine Hormonersatztherapie ist heute mehr denn je eine sehr individuelle. Die Indikation für die Hormontherapie in der Perimenopause diskutiert die Frauenärztin nach sorgfältiger Abklärung des zu erwartenden Nutzens und den kurz- und langfristigen Risiken mit der Patientin. Tabelle 39 stellt Risiken und Nutzen im Allgemeinen dar. Eine individuelle Risikoabschätzung ist nur möglich unter Berücksichtigung von Vorerkrankungen, Prädisposition, Alter, Dauer der Hormonbehandlung, Lebensstilfaktoren etc. (Thacker, 2011).

Tabelle 39: Risiken und Nutzen der Hormonersatztherapie

Risiken	– Thrombose und Lungenembolie bei Thrombophilie (Faktor 2.1) – Koronare Herzkrankheit oder Schlafanfall (Faktor 1.8) – Zunahme der Brustdichte und Mammakarzinom (Faktor 1.4)
Nutzen	– Reduktion von Hitzewallungen – Verbesserung des Schlafes – Linderung depressiver Symptome, Stimmungsschwankungen, Reizbarkeit – Verbesserung der Knochendichte – Verbesserung vulvo-vaginaler Atrophie

Zur Vermeidung von Schmerzen in der Sexualität bei Scheidenatrophie und -trockenheit werden Östrogene auch lokal appliziert (Scheidenzäpfchen und -cremes). Zudem ist eine regelmäßige Scheidenpflege außerhalb der sexuellen Aktivität mittels Replens® oder Hyaluronsäure (Cikatridina®) hilfreich. Feuchtigkeitsspendende Lubrifikantien können während der sexuellen Aktivität einer Trockenheit entgegenwirken, auf Wasserbasis beispielsweise K-Y® Gleitgel und silikonbasiert beispielsweise FriXion®.

Unter Antidepressiva (SSRI und SNRI) können sich vasomotorische und psychische Symptome ggf. verbessern. Die Wirksamkeit ergibt sich über die vermutete Rolle von Serotonin und Noradrenalin in den thermoregulatorischen Hirnzentren. Die besten Effektstärken für die Reduktion der vasomotorischen Symptome liegen für Venlafaxin, Desvenlafaxin und Paroxetin vor (Thacker, 2011). Daneben liegen Wirksamkeitsnachweise für Gabapentin (Antiepileptikum) und Clonidin (Antihypertonikum) für die Behandlung von vasomotorischen Symptomen vor.

4.4.4 Komplementär- und alternativmedizinische Behandlung

Die klinische Evidenz für die Wirksamkeit von komplementär- und alternativmedizinischen Ansätzen ist nach wie vor nicht vollständig gegeben und erfordert mehr randomisiert kontrollierte Studien (Borrelli & Ernst, 2010). Tabelle 40 gibt einen Überblick über die gängigsten verwendeten komplementär- und alternativmedizinischen Interventionen.

Tabelle 40: Komplementär- und alternativmedizinische Interventionen beim klimakterischen Syndrom

Naturheilmittel	Ernährungs-Supplemente	Phytoöstrogene	Andere
– Trauben-Silberkerze – chin. Engelwurz – Yamswurzel – Ginseng – gemeine Nachtkerze – Johanniskraut – Ginkgo	– Pro- und Prebiotika – pflanzliche Sterole und Stanole – Ballaststoffe	– Isoflavone – Lignane	– Akupunktur – Homöopathie – DHEA

4.5 Effektivität

Es liegen bisher keine Metaanalysen zur Wirksamkeit von verhaltensmedizinischen Interventionen zur Behandlung des klimakterischen Syndroms vor. Die Originalarbeiten aus den letzten Jahren deuten – wohl bei unterschiedlicher methodischer Qualität – aber auf eine mittlere bis gute Wirksamkeit hin (vgl. Tabelle 41). Die Mehrzahl der strukturierten Behandlungsansätze integrieren die verschiedenen Elemente (Psychoedukation, Selbstbeobachtung, Gesundheitsberatung, kognitive und verhaltensorientierte Interventionen, Entspannungstraining, sexualtherapeutische Elemente, Stressmanagement, achtsamkeitsorientierte Interventionen, Ressourcenaktivierung, Schlafhygiene). Insgesamt lassen sich 10 Studien mit unterschiedlicher methodischer Qualität identifizieren, die in einem kontrollierten Prä-

Tabelle 41: Wirksamkeit der verhaltensmedizinischen Therapieprogramme zur Behandlung des klimakterischen Syndroms

Symptom	Anzahl Studien	Durchschnittliche Symptomreduktion (Range)
Problembewertung der Hitzewallungen	5	48.3% (31.5–64)
Intensität der Hitzewallungen	7	36.3% (0–48.8)
Stimmungsschwankungen	5	24.8% (6–41)
Ängstlichkeit	3	34.6% (20–44)
Zufriedenheit in der Sexualität	1	29%
Scheidentrockenheit	1	29%

Post-Design die Wirksamkeit für verschiedene klimakterische Symptome untersuchten, zwei davon mit Frauen, deren klimakterischer Beschwerden im Zusammenhang mit einer Brustkrebsbehandlung stehen (Alder et al., 2006; Allen, Dobkin, Boohar & Woolfolk, 2006; Ayers et al., 2012; Hunter, Coventry, Hamed, Fentiman & Grunfeld, 2009; Hunter & Liao, 1996; Keefer & Blanchard, 2005; Larroy Garcia & Gomez-Calcerrada, 2011; Mann et al., 2012; Rotem et al., 2005; von Bültzingslöwen, Pfeifer & Kröner-Herwig, 2006).

Auf der Grundlage der vorhandenen Daten lässt sich für eine strukturierte psychotherapeutische Behandlung des klimakterischen Syndroms eine gute Effektivität nachweisen. Allerdings wurde die Mehrzahl der Studien im Gruppensetting durchgeführt. Wenige Patientinnen melden sich in eine Einzelpsychotherapie explizit zur Behandlung ihrer klimakterischen Beschwerden an. Ein ganzheitliches Verständnis für die präsentierten Probleme und ein adaptiverer Umgang mit den Wechseljahres-Beschwerden schafft aber oftmals erst die Grundlage, um in der Therapie an anderen Themen zu arbeiten.

5 Weiterführende Literatur

Weiterführende Literatur und Weblinks zu Kapitel 1

ACOG Practice Bulletin (2000). Clinical Management Guidelines for Obstetrician/Gynecologists, Number 15, April 2000. *Premenstrual syndrome, Obstet Gynecol, 95,* 1–9.

Tschudin, S. (2005). Die Frau mit prämenstruellem Syndrom. In A. Riecher-Rössler & J. Bitzer (Hrsg.), *Frauengesundheit* (S. 419–428). München: Elsevier.

Weblinks:

- www.medinfo.de
- www.medizininfo.de
- www.m-ww.de
- www.gyn-omnline.at

Weiterführende Literatur zu Kapitel 2

Boivin, J., Appleton, T. C., Baetens, P., Baron, J., Bitzer, J., Corrigan, E., et al. (2001). Guidelines for counselling in infertility: outline version. *Human Reproduction, 16* (6), 1301–1304. Retrieved March 18, 2014 from http://www.eshre.eu/ESHRE/English/Specialty-

Groups/SIG/Psychology-Counselling/Archive/Guidelines/page.aspx/197 doi: 10.1093/humrep/16.6.1301
Covington, S. N. & Hammer Burns, L. (2006). *Infertility counseling: A comprehensive handbook for clinicians*. New York: Cambridge University Press.
Stammer, H., Verres, R. & Wischmann, T. (2004). *Paarberatung und -therapie bei unerfülltem Kinderwunsch.* Göttingen: Hogrefe.
Strauß, B., Brähler, E. & Kentenich, H. (2004). *Fertilitätsstörungen – psychosomatisch orientierte Diagnostik und Therapie*. Stuttgart: Schattauer.

Weiterführende Literatur und Weblinks zu Kapitel 3

Cierpka, M. (2012). *Frühe Kindheit 0–3. Beratung und Psychotherapie für Eltern mit Säuglingen und Kleinkindern*. Berlin: Springer. doi: 10.1007/978-3-642-20296-4
Hofecker Fallahpour, M., Zinkernagel, C., Frisch, U., Neuhofer, C., Stieglitz, R. D. & Riecher-Rössler, A. (2005). *Was Mütter depressiv macht … und wodurch sie wieder Zuversicht gewinnen. Ein Therapiehandbuch*. Bern: Huber.
Riecher-Rössler, A. (Hrsg.). (2011). *Psychische Erkrankungen in der Schwangerschaft und Stillzeit*. Basel: Karger.

Selbsthilfegruppen:

- www.schatten-und-licht.de
- www.postnatale-depression.ch

Beratung und Information:

- www.swissmom.ch
- www.eltern.de
- www.schwangerschaft.at

Weiterführende Literatur für Betroffene zu Kapitel 4

Schwenkhagen, A. & Schaudig, K. (2007). *Kompass Wechseljahre: Orientierungshilfen und Strategien bei Beschwerden*. Stuttgart: Trias.
Stutz, S. & Fischer, A. (2005). *Wechseljahre.* Zürich: Orell Füssli.

6 Literatur

Aarnoudse-Moens, C. S., Weisglas-Kuperus, N., van Goudoever, J. B. & Oosterlaan, J. (2009). Meta-analysis of neurobehavioral outcomes in very preterm and/or very low birth weight children. *Pediatrics, 124* (2), 717–728. doi: 10.1542/peds.2008-2816

Abramowitz, J. S., Schwartz, S. A., Moore, K. M. & Luenzmann, K. R. (2003). Obsessive-compulsive symptoms in pregnancy and the puerperium: a review of the literature. *Journal of Anxiety Disorders, 17* (4), 461–478. doi: 10.1016/S0887-6185(02)00206-2

Alder, J., Eymann Besken, K., Armbruster, U., Decio, R., Gairing, A., Kang, A. et al. (2006). Cognitive-behavioural group intervention for climacteric syndrome. *Psychotherapy and Psychosomatics, 75* (5), 298–303. doi: 10.1159/000093951

Alder, J., Fink, N., Bitzer, J., Hösli, I. & Holzgreve, W. (2007). Depression and anxiety during pregnancy: a risk factor for obstetric, fetal and neonatal outcome? A critical review of the literature. *Journal of Maternal-Fetal and Neonatal Medicine, 20* (3), 189–209. doi: 10.1080/14767050701209560

Alder, J. & Urech, C. (2011). Angststörungen in der Schwangerschaft. In A. Riecher-Rössler (Hrsg.), *Psychische Erkrankungen in Schwangerschaft und Stillzeit* (S. 11–16). Basel: Karger. doi: 10.1159/000332885

Allen, L. A., Dobkin, R. D., Boohar, E. M. & Woolfolk, R. L. (2006). Cognitive behavior therapy for menopausal hot flashes: two case reports. *Maturitas, 54* (1), 95–99. doi: 10.1016/j.maturitas.2005.12.006

APA – American Psychiatric Association (2013). *Diagnostic and Statistical Manual of Mental Disorders* – DSM-5. Arlington: American Psychiatric Association.

Austin, M. P. (2003). Targeted group antenatal prevention of postnatal depression: a review. *Acta Psychiatrica Scandinavica, 107* (4), 244–250. doi: 10.1034/j.1600-0447.2003.00086.x

Austin, M. P., Frilingos, M., Lumley, J., Hadzi-Pavlovic, D., Roncolato, W., Acland, S. et al. (2008). Brief antenatal cognitive behaviour therapy group intervention for the prevention of postnatal depression and anxiety: a randomised controlled trial. *Journal of Affective Disorders, 105,* 35–44. doi: 10.1016/j.jad.2007.04.001

Avis, N. E. & McKinlay, S. M. (1991). A longitudinal analysis of women's attitudes toward the menopause: results from the Massachusetts Women's Health Study. *Maturitas, 13* (1), 65–79. doi: 10.1016/0378-5122(91)90286-Y

Ayers, B., Smith, M., Hellier, J., Mann, E. & Hunter, M. S. (2012). Effectiveness of group and self-help cognitive behavior therapy in reducing problematic menopausal hot flushes and night sweats (MENOS 2): a randomized controlled trial. *Menopause, 19* (7), 749–775. doi: 10.1097/gme.0b013e31823fe835

Bal, M. D. & Sahin, N. H. (2011). The effects of personality traits on quality of life. *Menopause, 18* (12), 1309–1316. doi: 10.1097/gme.0b013e31821e2494

Bancroft, J. (1995). The menstrual cycle and the well being of women. *Social Science and Medicine, 41* (6), 785–791. doi: 10.1016/0277-9536(95)00045-9

Barker, D. J., Osmond, C., Rodin, I., Fall, C. H. & Winter, P. D. (1995). Low weight gain in infancy and suicide in adult life. *BMJ, 311* (7014), 1203.

Basatemur, E. & Sutcliffe, A. (2008). Follow-up of children born after ART. *Placenta, 29* (Suppl. B), 135–140. doi: 10.1016/j.placenta.2008.08.013

Beddoe, A. E. & Lee, K. A. (2008). Mind-body interventions during pregnancy. *Journal of Obstetric, Gynecologic, and Neonatal Nursing, 37* (2), 165–175. doi: 10.1111/j.1552-6909.2008.00218.x

Bentz, D., Steiner, M. & Meinlschmidt, G. (2012). SIPS – screening instrument for premenstrual symptoms. The German version of Premenstrual Symptoms Screening Tool to assess clinically relevant disturbances. *Nervenarzt, 83* (1), 33–39. doi: 10.1007/s00115-010-3210-6

Bergant, A., Schneider, A., Tran, T., Hacket, E., Lanczik, M. & Steiner, M. (2004). Diagnosis of premenstrual disorders. *Deutsche Medizinische Wochenschrift, 129* (5), 188–192.

Bergant, A. M., Nguyen, T., Heim, K., Ulmer, H. & Dapunt, O. (1998). German language version and validation of the Edinburgh postnatal depression scale. *Deutsche Medizinische Wochenschrift, 123* (3), 35–40. doi: 10.1055/s-2007-1023895

Berner, M. M., Kriston, L., Zahradnik, H. P., Harter, M. & Rohde, A. (2004). Überprüfung der Gültigkeit und Zuverlässigkeit des deutschen Female Sexual Function Index (FSFI-d). *Geburtshilfe und Frauenheilkunde, 64* (3), 293–303. doi: 10.1055/s-2004-815815

Bitzer, J. & Alder, J. (2009). Cultural and ethnic influences on the menopause transition. In C. N. Soares & M. Warren (Eds.), *The menopausal transition. Interface between gynecology and psychiatry* (pp. 41–49). Basel: Karger. doi: 10.1159/000209600

Blake, F., Salkovskis, P., Gath, D., Day, A. & Garrod, A. (1998). Cognitive therapy for premenstrual syndrome: a controlled trial. *Journal of Psychosomatic Research, 45* (4), 307–318. doi: 10.1016/S0022-3999(98)00042-7

Bodenmann, G. (2004). *Verhaltenstherapie mit Paaren*. Bern: Hans Huber.

Boivin, J. (2003). A review of psychosocial interventions in infertility. *Social Science & Medicine, 57* (12), 2325–2341. doi: 10.1016/S0277-9536(03)00138-2

Boivin, J., Appleton, T. C., Baetens, P., Baron, J., Bitzer, J., Corrigan, E. et al. (2001). Guidelines for counselling in infertility: outline version. *Human Reproduction, 16* (6), 1301–1304. doi: 10.1093/humrep/16.6.1301

Boivin, J., Bunting, L., Collins, J. A. & Nygren, K. G. (2007). International estimates of infertility prevalence and treatment-seeking: potential need and demand for infertility medical care. *Human Reproduction, 22* (6), 1506–1512. doi: 10.1093/humrep/dem299

Boivin, J., Griffiths, E. & Venetis, C. A. (2011). Emotional distress in infertile women and failure of assisted reproductive technologies: meta-analysis of prospective psychosocial studies. *BMJ, 342,* d223. doi: 10.1136/bmj.d223

Boivin, J., Takefman, J. & Braverman, A. (2011a). The Fertility Quality of Life (FertiQoL) tool: development and general psychometric properties. *Human Reproduction, 26* (8), 2084–2091. doi: 10.1093/humrep/der171

Boivin, J., Takefman, J. & Braverman, A. (2011b). Development and preliminary validation of the fertility quality of life (FertiQoL) tool. *Fertility and Sterility, 96* (2), 409–415. doi: 10.1016/j.fertnstert.2011.02.046

Borrelli, F. & Ernst, E. (2010). Alternative and complementary therapies for the menopause. *Maturitas, 66* (4), 333–343. doi: 10.1016/j.maturitas.2010.05.010

Brkovich, A. M. & Fisher, W. A. (1998). Psychological distress and infertility: forty years of research. *Journal of Psychosomatic Obstetrics and Gynecology, 19* (4), 218–228. doi: 10.3109/01674829809025700

Bromberger, J. T., Kravitz, H. M., Chang, Y. F., Cyranowski, J. M., Brown, C. & Matthews, K. A. (2011). Major depression during and after the menopausal transition: Study of Women's Health Across the Nation (SWAN). *Psychological Medicine, 41* (9), 1879–1888. doi: 10.1017/S003329171100016X

Brown, J., O'Brien, P. M., Marjoribanks, J. & Wyatt, K. (2009). Selective serotonin reuptake inhibitors for premenstrual syndrome. *Cochrane Database Systematic Reviews, 2,* CD001396. doi: 10.1002/14651858.CD001396.pub2

Bundesamt für Statistik (BFS). (2012). *Bevölkerungsbewegung – Indikatoren. Scheidungen und Scheidungshäufigkeit.* Zugriff am 22. 08. 2012. Verfügbar unter http://www.bfs.admin.ch/bfs/portal/de/index/themen/01/06/blank/key/06.html

Busse, J. W., Montori, V. M., Krasnik, C., Patelis-Siotis, I. & Guyatt, G. H. (2009). Psychological intervention for premenstrual syndrome: a meta-analysis of randomized controlled trials. *Journal of Psychotherapy and Psychosomatics, 78* (1), 6–15. doi: 10.1159/000162296

Caltabiano, M. L. & Holzheimer, M. (1999). Dispositional factors, coping and adaptation during menopause. *Climacteric, 2* (1), 21–28. doi: 10.3109/13697139909025559

Carmody, J. F., Crawford, S., Salmoirago-Blotcher, E., Leung, K., Churchill, L. & Olendzki, N. (2011). Mindfulness training for coping with hot flashes: results of a randomized trial. *Menopause, 18* (6), 611–620. doi: 10.1097/gme.0b013e318204a05c

Caruso Klock, S. (2006). Psychosocial evaluation of the infertile patient. In S. N. Covington & L. Hammer Burns (Eds.), *Infertility counseling* (2nd ed., pp. 83–96). New York: Cambridge University Press.

Castelo-Branco, C., Blumel, J. E., Araya, H., Riquelme, R., Castro, G., Haya, J. et al. (2003). Prevalence of sexual dysfunction in a cohort of middle-aged women: influences of menopause and hormone replacement therapy. *Journal of Obstetrics and Gynaecology, 23* (4), 426–430. doi: 10.1080/0144361031000120978

Cohen, L. S., Kamarck, T. & Mermelstein, R. (1983). A global measure of perceived stress. *Journal of Health and Social Behavior, 24* (4), 385–396. doi: 10.2307/2136404

Cox, J. L., Holden, J. M. & Sagovsky, R. (1987). Detection of postnatal depression: Development of the 10-item Edinburgh Postnatal Depression Scale. *British Journal of Psychiatry, 150,* 782–786. doi: 10.1192/bjp.150.6.782

Cuijpers, P., Brannmark, J. G. & van Straten, A. (2008). Psychological treatment of postpartum depression: a meta-analysis. *Journal of Clinical Psychology, 64* (1), 103–118. doi: 10.1002/jclp.20432

Daniluk, J. C. (1996). When treatment fails: The transition to biological childlessness for infertile women. *Women & Therapy, 19* (2), 81–98. doi: 10.1300/J015v19n02_07

Davies, M. J., Moore, V. M., Willson, K. J., Van Essen, P., Priest, K., Scott, H. et al. (2012). Reproductive technologies and the risk of birth defects. *New England Journal of Medicine, 366* (19), 1803–1813. doi: 10.1056/NEJMoa1008095

de Liz, T. M. & Strauss, B. (2005). Differential efficacy of group and individual/couple psychotherapy with infertile patients. *Human Reproduction, 20* (5), 1324–1332. doi: 10.1093/humrep/deh743

de Mouzon, J., Goossens, V., Bhattacharya, S., Castilla, J. A., Ferraretti, A. P., Korsak, V. et al. (2010). *Assisted reproductive technology in Europe*, 2006: results generated from European registers by ESHRE. *Human Reproduction, 25* (8), 1851–1862.

Dennis, C. L. & Hodnett, E. (2007). Psychosocial and psychological interventions for treating postpartum depression. *Cochrane Database Systematic Reviews, 4,* CD006116. doi: 10.1002/14651858.CD006309.pub2

Dennis, C. L., Ross, L. E. & Grigoriadis, S. (2007). Psychosocial and psychological interventions for treating antenatal depression. *Cochrane Database Systematic Reviews, 3,* CD006309. doi: 10.1002/14651858.CD006309.pub2

Ditzen, B. & Beinder, E. (2011). Infertilität und Schwangerschaftskomplikationen. In U. Ehlert & R. von Känel (Hrsg.), *Psychoendokrinologie und Psychoimmunologie* (S. 341–361). Berlin: Springer. doi: 10.1007/978-3-642-16964-9_18

Ditzen, B., Loucks, T. L. & Berga, S. L. (2010). The role of stress in infertility. In V. Maizes & T. Low Dog (Eds.), *Integrative women's health* (pp. 250–270). Cambridge: Oxford University Press.

Ditzen, B., Nussbeck, F., Drobnjak, S., Spörri, C., Wüest, D. & Ehlert, U. (2011). Validierung eines deutschsprachigen DSM-IV-TR basierten Fragebogens zum prämenstruellen Syndrom. *Zeitschrift für Klinische Psychologie und Psychotherapie, 40* (3), 149–159. doi: 10.1026/1616-3443/a000095

Domar, A. D., Clapp, D., Slawsby, E., Kessel, B., Orav, J. & Freizinger, M. (2000). The impact of group psychological interventions on distress in infertile women. *Health Psychology, 19* (6), 568–575. doi: 10.1037/0278-6133.19.6.568

Domar, A. D., Clapp, D., Slawsby, E. A., Dusek, J., Kessel, B. & Freizinger, M. (2000). Impact of group psychological interventions on pregnancy rates in infertile women. *Fertility and Sterility, 73* (4), 805–811. doi: 10.1016/S0015-0282(99)00493-8

Ehlert, U. (2011). Das endokrine System. In U. Ehlert & R. von Känel (Hrsg.), *Psychoendokrinologie und Psychoimmunologie* (S. 3–36). Berlin: Springer. doi: 10.1007/978-3-642-16964-9

Eifert, G. H. (2011). *Akzeptanz- und Commitment-Therapie (ACT)*. Göttingen: Hogrefe.

Eifert, G. H., McKay, M. & Forsyth, J. P. (2009). *Mit Ärger und Wut umgehen. Der achtsame Weg in ein friedliches Leben*. Bern: Huber.

Ellis, A. (1997). *Grundlagen und Methoden der rational-emotiven Verhaltenstherapie*. München: Pfeiffer.

Forrester-Knauss, C., Zemp Stutz, E., Weiss, C. & Tschudin, S. (2011). The interrelation between premenstrual syndrome and major depression: results from a population-based sample. *BMC Public Health, 11*, 795. doi: 10.1186/1471-2458-11-795

Franke, G. H. (2002). *SCL-90-R. Symptom-Checkliste von L. R. Derogatis (deutsche Version)*. Göttingen: Beltz Test.

Freedman, R. R. & Roehrs, T. A. (2007). Sleep disturbance in menopause. *Menopause, 14* (5), 826–829. doi: 10.1097/gme.0b013e3180321a22

Freeman, E. W. (2003). Premenstrual syndrome and premenstrual dysphoric disorder: definitions and diagnosis. *Psychoneuroendocrinology, 28* (Suppl. 3), 25–37.

Freeman, E. W., Sammel, M. D., Lin, H., Gracia, C. R. & Kapoor, S. (2008). Symptoms in the menopausal transition: hormone and behavioral correlates. *Obstetrics and Gynecology, 111* (1), 127–136. doi: 10.1097/01.AOG.0000295867.06184.b1

Frisch, U. & Riecher-Rössler, A. (2011). Depressionen in der Schwangerschaft. In A. Riecher-Rössler (Hrsg.), *Psychische Erkrankungen in Schwangerschaft und Stillzeit* (S. 3–10). Basel: Karger. doi: 10.1159/000332880

Fydrich, T., Sommer, G. & Brähler, E. (2007). *F-SozU. Fragebogen zur sozialen Unterstützung*. Göttingen: Hogrefe.

Genazzani, A. R., Schneider, H. P., Panay, N. & Nijland, E. A. (2006). The European Menopause Survey 2005: women's perceptions on the menopause and postmenopausal hormone therapy. *Gynecological Endocrinology, 22* (7), 369–375. doi: 10.1080/09513590 600842463

Glasheen, C., Richardson, G. A. & Fabio, A. (2009). A systematic review of the effects of postnatal maternal anxiety on children. *Archives of Women's Mental Health, 13* (1), 61–74. doi: 10.1007/s00737-009-0109-y

Glover, V. & O'Connor, T. G. (2002). Effects of antenatal stress and anxiety: Implications for development and psychiatry. *British Journal of Psychiatry, 180*, 389–391. doi: 10.11 92/bjp.180.5.389

Gnoth, C., Frank-Herrmann, P., Freundl, G., Friol, K., Godehardt, E. & Tigges, J. (2004). Zur Definition und Prävalenz von Subfertilität und Infertilität. *Journal für Reproduktionsmedizin und Endokrinologie, 1* (4), 272–278.

Gold, E. B., Block, G., Crawford, S., Lachance, L., FitzGerald, G., Miracle, H. et al. (2004). Lifestyle and demographic factors in relation to vasomotor symptoms: baseline results from the Study of Women's Health Across the Nation. *American Journal of Epidemiology, 159* (12), 1189–1199. doi: 10.1093/aje/kwh168

Gold, E. B., Colvin, A., Avis, N., Bromberger, J., Greendale, G. A., Powell, L. et al. (2006). Longitudinal analysis of the association between vasomotor symptoms and race/ethnicity across the menopausal transition: study of women's health across the nation. *American Journal of Public Health, 96* (7), 1226–1235. doi: 10.2105/AJPH.2005.066936
Grant, K. A., McMahon, C. & Austin, M. P. (2008). Maternal anxiety during the transition to parenthood: a prospective study. *Journal of Affective Disorders, 108* (1–2), 101–111. doi: 10.1016/j.jad.2007.10.002
Greene, J. G. (1998). Constructing a standard climacteric scale. *Maturitas, 29* (1), 25–31. doi: 10.1016/S0378-5122(98)00025-5
Griffiths, P. & Barker-Collo, S. (2008). Study of a group treatment program for postnatal adjustment difficulties. *Archives of Women's Mental Health, 11* (1), 33–41. doi: 10.1007/s00737-008-0220-5
Grote, N. K., Bridge, J. A., Gavin, A. R., Melville, J. L., Iyengar, S. & Katon, W. J. (2010). A meta-analysis of depression during pregnancy and the risk of preterm birth, low birth weight, and intrauterine growth restriction. *Archives of General Psychiatry, 67* (10), 1012–1024. doi: 10.1001/archgenpsychiatry.2010.111
Grube, M. (2005). Inpatient treatment of women with postpartum psychiatric disorders – the role of the male partners. *Archives of Women's Mental Health, 8* (3), 163–170. doi: 10.1007/s00737-005-0087-7
Haeberle, E. J. (2005). *dtv-Atlas Sexualität.* München: Deutscher Taschenbuch Verlag.
Haemmerli, K., Znoj, H. & Barth, J. (2009). The efficacy of psychological interventions for infertile patients: a meta-analysis examining mental health and pregnancy rate. *Human Reproduction Update, 15* (3), 279–295. doi: 10.1093/humupd/dmp002
Haemmerli, K., Znoj, H. & Berger, T. (2009). Internet-based support for infertile patients: a randomized controlled study. *Journal of Behavioral Medicine, 33* (2), 135–146. doi: 10.1007/s10865-009-9243-2
Haemmerli, K., Znoj, H., Burri, S., Graf, P., Wunder, D. & Perrig-Chiello, P. (2008). Psychological interventions for infertile patients: A review of existing research and a new comprehensive approach. *Counselling and Psychotherapy Research, 8*, 246–252. doi: 10.1080/14733140802292895
Hahlweg, K. (1996). *PFB-Partnerschafsfragebogen. Selbstbeurteilungsverfahren (PFB-Partnership Questionnaire Self-report form).* Göttingen: Hogrefe.
Halbreich, U. (2003). The etiology, biology, and evolving pathology of premenstrual syndromes. *Psychoneuroendocrinology, 28* (Suppl. 3), 55–99. doi: 10.1016/S0306-4530(03)00097-0
Halbreich, U. (2008). Selective serotonin reuptake inhibitors and initial oral contraceptives for the treatment of PMDD: effective but not enough. *CNS Spectrums, 13* (7), 566–572.
Halbreich, U., Borenstein, J., Pearlstein, T. & Kahn, L. S. (2003). The prevalence, impairment, impact, and burden of premenstrual dysphoric disorder (PMS/PMDD). *Psychoneuroendocrinology, 28* (Suppl. 3), 1–23. doi: 10.1016/S0306-4530(03)00098-2
Hammarberg, K., Fisher, J. R. & Wynter, K. H. (2008). Psychological and social aspects of pregnancy, childbirth and early parenting after assisted conception: a systematic review. *Human Reproduction Update, 14* (5), 395–414. doi: 10.1093/humupd/dmn030
Hammer Burns, L. (2006). Sexual counseling and infertility. In S. N. Covington & L. Hammer Burns (Eds.), *Infertility counseling* (2nd ed., pp. 212–235). New York: Cambridge University Press.
Hammer Burns, L. & Covington, S. N. (2006). Psychology of infertility. In S. N. Covington & L. Hammer Burns (Eds.), *Infertility counseling* (2nd ed., pp. 1–19). New York: Cambridge University Press.

Hautzinger, M., Bailer, M., Worrall, H. & Keller, F. (2000). *Beck-Depressions-Inventar (BDI). Testhandbuch* (3. Aufl.). Bern: Huber.

Hayes, S. C., Strosahl, K. D. & Wilson, K. G. (2003). *Acceptance and Commitment Therapy: an experiential approach to behavior change*. New York: Guilford.

Hernandez-Reif, M., Martinez, A., Field, T., Quintero, O., Hart, S. & Burman, I. (2000). Premenstrual symptoms are relieved by massage therapy. *Journal of Psychosomatic Obstetrics and Gynecology, 21* (1), 9–15. doi: 10.3109/01674820009075603

Heron, J., O'Connor, T. G., Evans, J., Golding, J. & Glover, V. (2004). The course of anxiety and depression through pregnancy and the postpartum in a community sample. *Journal of Affective Disorders, 80* (1), 65–73. doi: 10.1016/j.jad.2003.08.004

Hess, R., Olshansky, E., Ness, R., Bryce, C. L., Dillon, S. B., Kapoor, W. et al. (2008). Pregnancy and birth history influence women's experience of menopause. *Menopause, 15* (3), 435–441. doi: 10.1097/gme.0b013e3181598301

Hjollund, N. H., Jensen, T. K., Bonde, J. P., Henriksen, T. B., Andersson, A. M., Kolstad, H. A. et al. (1999). Distress and reduced fertility: a follow-up study of first-pregnancy planners. *Fertility and Sterility, 72* (1), 47–53. doi: 10.1016/S0015-0282(99)00186-7

Hofecker Fallahpour, M., Zinkernagel, C., Frisch, U., Neuhofer, C., Stieglitz, R. D. & Riecher-Rössler, A. (2005). *Was Mütter depressiv macht ... und wodurch sie wieder Zuversicht gewinnen. Ein Therapiehandbuch*. Bern: Huber.

Holmes, T. H. & Rahe, R. H. (1967). The Social Readjustment Rating Scale. *Journal of Psychosomatic Research, 11* (2), 213–218. doi: 10.1016/0022-3999(67)90010-4

Hölzle, C. & Wirtz, M. (2001). *FKW. Fragebogen zum Kinderwunsch. Testinventar zur Erfassung der Kinderwunschmotivation von ungewollt kinderlosen Paaren*. Göttingen: Hogrefe.

Homan, G. F., Davies, M. & Norman, R. (2007). The impact of lifestyle factors on reproductive performance in the general population and those undergoing infertility treatment: a review. *Human Reproduction Update, 13* (3), 209–223. doi: 10.1093/humupd/dml056

Hornstein, C., Schenk, S., Wortmann-Fleischer, S., Schwarz, M. & Downing, G. (2006). Videotherapie bei postpartalen Störungen. Ein interaktionales Behandlungskonzept bei Müttern mit Depressionen und Psychosen. *Psychotherapeut, 51*, 1–6.

Hösli, I. & Bitzer, J. (2005). Die Frau mit Schwangerschaftskomplikationen inklusive fetaler Fehlbildung, Fehl- und Todgeburt. In A. Riecher-Rössler & J. Bitzer (Hrsg.), *Frauengesundheit* (S. 338–357). München: Elsevier.

Huizink, A. C., Mulder, E. J. & Buitelaar, J. K. (2004). Prenatal stress and risk for psychopathology: specific effects or induction of general susceptibility? *Psychological Bulletin, 130* (1), 115–142. doi: 10.1037/0033-2909.130.1.115

Hunter, M. S. (1992). The Women's Health Questionnaire: A measure of mid-aged women's perceptions of their emotional and physical health. *Psychology and Health, 7*, 45–54. doi: 10.1080/08870449208404294

Hunter, M. S., Coventry, S., Hamed, H., Fentiman, I. & Grunfeld, E. A. (2009). Evaluation of a group cognitive behavioural intervention for women suffering from menopausal symptoms following breast cancer treatment. *Psychooncology, 18* (5), 560–563. doi: 10.1002/pon.1414

Hunter, M. S. & Liao, K. L. (1996). Evaluation of a four-session cognitive-behavioural intervention for menopausal hot flushes. *British Journal of Health Psychology, 1*, 113–125. doi: 10.1111/j.2044-8287.1996.tb00496.x

Huo, L., Straub, R. E., Roca, C., Schmidt, P. J., Shi, K., Vakkalanka, R. et al. (2007). Risk for premenstrual dysphoric disorder is associated with genetic variation in ESR 1, the estrogen receptor alpha gene. *Biological Psychiatry, 62* (8), 925–933. doi: 10.1016/j.biopsych.2006.12.019

Junge-Hoffmeister, J., Bittner, A., Weber, C., Sasse, J., Stöbel-Richter, Y. & Weidner, K. (2010). Psychische Störungen in Schwangerschaft und Postpartalzeit, Teil I. *Ärztliche Psychotherapie, 3*, 1–9.

Kajantie, E. & Phillips, D. I. (2006). The effects of sex and hormonal status on the physiological response to acute psychosocial stress. *Psychoneuroendocrinology, 31* (2), 151–178. doi: 10.1016/j.psyneuen.2005.07.002

Kaluza, G. (2004). *Stressbewältigung – Trainingsmanual zur psychologischen Gesundheitsförderung*. Heidelberg: Springer Medizin Verlag.

Keefer, L. & Blanchard, E. B. (2005). A behavioral group treatment program for menopausal hot flashes: results of a pilot study. *Applied Psychophysiology and Biofeedback, 30* (1), 21–30. doi: 10.1007/s10484-005-2171-1

Kelly, R. H., Russo, J. & Katon, W. (2001). Somatic complaints among pregnant women cared for in obstetrics: normal pregnancy or depressive and anxiety symptom amplification revisited? *General Hospital Psychiatry, 23* (3), 107–113. doi: 10.1016/S0163-8343 (01)00129-3

Kersting, A. (2005). Die traumatisch erlebte Geburt. In A. Riecher-Rössler & J. Bitzer (Hrsg.), *Frauengesundheit* (S. 358–366). München: Elsevier.

Kessel, B. (2000). Premenstrual syndrome. Advances in diagnosis and treatment. *Obstetrics and Gynecology Clinics of North America, 27* (3), 625–639. doi: 10.1016/S0889-8545 (05)70160-1

Kessler, R. C. & Ustün, T. B. (2004). The World Mental Health (WMH) Survey Initiative Version of the World Health Organization (WHO) Composite International Diagnostic Interview (CIDI). *International Journal of Methods in Psychiatric Research, 13* (2), 93–121. doi: 10.1002/mpr.169

Kleinstäuber, M., Witthoft, M. & Hiller, W. (2012). Cognitive-behavioral and pharmacological interventions for premenstrual syndrome or premenstrual dysphoric disorder: a meta-analysis. *Journal of Clinical Psychology in Medical Settings, 19* (3), 308–319. doi: 10. 1007/s10880-012-9299-y

Klerman, G., Weissman, M., Rounseville, B. & Chevron, E. (1984). *Interpersonal psychotherapy of depression*. New York: Basic Books.

Knoll, N., Rieckmann, N. & Schwarzer, R. (2005). Coping as a mediator between personality and stress outcomes: A longitudinal study with cataract surgery patients. *European Journal of Personality, 19*, 229–247.

Kraaij, V., Garnefski, N. & Vlietstra, A. (2008). Cognitive coping and depressive symptoms in definitive infertility: a prospective study. *Journal of Psychosomatic Obstetrics and Gynecology, 29* (1), 9–16. doi: 10.1080/01674820701505889

Krantz, G. & Ostergren, P. O. (2000). Common symptoms in middle aged women: their relation to employment status, psychosocial work conditions and social support in a Swedish setting. *Journal of Epidemiology and Community Health, 54* (3), 192–199. doi: 10. 1136/jech.54.3.192

Kudielka, B. M., Hellhammer, D. H. & Wust, S. (2009). Why do we respond so differently? Reviewing determinants of human salivary cortisol responses to challenge. *Psychoneuroendocrinology, 34* (1), 2–18. doi: 10.1016/j.psyneuen.2008.10.004

Lam, R. W., Carter, D., Misri, S., Kuan, A. J., Yatham, L. N. & Zis, A. P. (1999). A controlled study of light therapy in women with late luteal phase dysphoric disorder. *Psychiatry Research, 86* (3), 185–192. doi: 10.1016/S0165-1781(99)00043-8

Lancaster, C. A., Gold, K. J., Flynn, H. A., Yoo, H., Marcus, S. M. & Davis, M. M. (2010). Risk factors for depressive symptoms during pregnancy: a systematic review. *American Journal of Obstetrics and Gynecology, 202* (1), 5–14. doi: 10.1016/j.ajog.2009.09.007

Larroy Garcia, C. & Gomez-Calcerrada, S.G. (2011). Cognitive-behavioral intervention among women with slight menopausal symptoms: a pilot study. *Spanish Journal of Psychology, 14* (1), 344–355. doi: 10.5209/rev_SJOP.2011.v14.n1.31

Leigh, B. & Milgrom, J. (2008). Risk factors for antenatal depression, postnatal depression and parenting stress. *BMC Psychiatry, 8*, 24. doi: 10.1186/1471-244X-8-24

Li, Y., Lin, H. & Cao, J. (2011). Association between socio-psycho-behavioral factors and male semen quality: systematic review and meta-analyses. *Fertility and Sterility, 95* (1), 116–123. doi: 10.1016/j.fertnstert.2010.06.031

Lopes, V.M. & Leal, I.M. (2012). Personality and emotional adjustment in infertility. *Journal of Reproductive Medicine, 57* (3–4), 153–158.

Louis, G.M., Lum, K.J., Sundaram, R., Chen, Z., Kim, S., Lynch, C.D. et al. (2011). Stress reduces conception probabilities across the fertile window: evidence in support of relaxation. *Fertility and Sterility, 95* (7), 2184–2189. doi: 10.1016/j.fertnstert.2010.06.078

Lustyk, M.K., Gerrish, W.G., Shaver, S. & Keys, S.L. (2009). Cognitive-behavioral therapy for premenstrual syndrome and premenstrual dysphoric disorder: a systematic review. *Archives of Women's Mental Health, 12* (2), 85–96. doi: 10.1007/s00737-009-0052-y

Mahajan, N.N., Turnbull, D.A., Davies, M.J., Jindal, U.N., Briggs, N.E. & Taplin, J.E. (2009). Adjustment to infertility: the role of intrapersonal and interpersonal resources/vulnerabilities. *Human Reproduction, 24* (4), 906–912. doi: 10.1093/humrep/den462

Manber, R., Blasey, C. & Allen, J.J. (2008). Depression symptoms during pregnancy. *Archives of Women's Mental Health, 11* (1), 43–48. doi: 10.1007/s00737-008-0216-1

Mann, E., Smith, M.J., Hellier, J., Balabanovic, J.A., Hamed, H., Grunfeld, E.A. et al. (2012). Cognitive behavioural treatment for women who have menopausal symptoms after breast cancer treatment (MENOS 1): a randomised controlled trial. *Lancet Oncology, 13* (3), 309–318. doi: 10.1016/S1470-2045(11)70364-3

Marc, I., Toureche, N., Ernst, E., Hodnett, E.D., Blanchet, C., Dodin, S. et al. (2011). Mind-body interventions during pregnancy for preventing or treating women's anxiety. *Cochrane Database Systematic Reviews, 7,* CD007559. doi: 10.1002/14651858.CD007559.pub2

Marcus, S.M. (2009). Depression during pregnancy: rates, risks and consequences – Motherisk Update 2008. *Canadian Journal of Clinical Pharmacology, 16* (1), e15–22.

Martini, J., Einbock, K., Wintermann, G.-B., Klotsche, J., Junge-Hoffmeister, J. & Hoyer, J. (2009). Die Depression-Angst-Stress-Skala für die Peripartalzeit: Ein Screeninginstrument für die Schwangerschaft und das Wochenbett. *Klinische Diagnostik und Evaluation, 4* (2), 288–309.

Martini, J., Wittchen, H.U., Soares, C.N., Rieder, A. & Steiner, M. (2009b). New women-specific diagnostic modules: the Composite International Diagnostic Interview for Women (CIDI-VENUS). *Archives of Women's Mental Health, 12* (5), 281–289. doi: 10.1007/s0 0737-009-0077-2

Matthiesen, S.M., Frederiksen, Y., Ingerslev, H.J. & Zachariae, R. (2011). Stress, distress and outcome of assisted reproductive technology (ART): a meta-analysis. *Human Reproduction, 26* (10), 2763–2776. doi: 10.1093/humrep/der246

McLean, M., Bisits, A., Davies, J., Woods, R., Lowry, P. & Smith, R. (1995). A placental clock controlling the length of human pregnancy. *Nature Medicine, 1* (5), 460–463. doi: 10.1038/nm0595-460

Milgrom, J., Negri, L.M., Gemmill, A.W., McNeil, M. & Martin, P.R. (2005). A randomized controlled trial of psychological interventions for postnatal depression. *British Journal of Clinical Psychology, 44,* 529–542. doi: 10.1348/014466505X34200

Misri, S., Reebye, P., Corral, M. & Milis, L. (2004). The use of paroxetine and cognitive-behavioral therapy in postpartum depression and anxiety: a randomized controlled trial. *Journal of Clinical Psychiatry, 65* (9), 1236–1241. doi: 10.4088/JCP.v65n0913

Ningel, K. & Strauß, B. (2000). Psychologische Diagnostik, Beratung und Therapie in der Fertilitätsmedizin – ein Überblick. In B. Strauß (Hrsg.), *Ungewollte Kinderlosigkeit. Psychologische Diagnostik, Beratung und Therapie* (S. 15–34). Göttingen: Hogrefe.

O'Connor, T. G., Heron, J., Golding, J., Beveridge, M. & Glover, V. (2002). Maternal antenatal anxiety and children's behavioural/emotional problems at 4 years. Report from the Avon Longitudinal Study of Parents and Children. *British Journal of Psychiatry, 180,* 502–508. doi: 10.1192/bjp.180.6.502

O'Hara, M. W. (2009). Postpartum depression: what we know. *Journal of Clinical Psychology, 65* (12), 1258–1269. doi: 10.1002/jclp.20644

Orr, S. T., Reiter, J. P., Blazer, D. G. & James, S. A. (2007). Maternal prenatal pregnancy-related anxiety and spontaneous preterm birth in Baltimore, Maryland. *Psychosomatic Medicine, 69* (6), 566–570. doi: 10.1097/PSY.0b013e3180cac25d

Parry, B. L. (1998). Light therapy of premenstrual depression. In R. W. Lam (Ed.), *Seasonal affective disorder and beyond: Light treatment for SAD and Non-SAD conditions* (pp. 173–191). Washington, DC: American Psychiatric Press.

Pasch, L. A. & Christensen, A. (2000). Couples facing fertility problems. In K. B. Schmaling & T. G. Sher (Eds.), *The psychology of couples and illness: Theory, research and practice* (pp. 241–267). Washington DC: American Psychological Association. doi: 10.1037/10360-009

Pearlstein, T. B., Frank, E., Rivera-Tovar, A., Thoft, J. S., Jacobs, E. & Mieczkowski, T. A. (1990). Prevalence of axis I and axis II disorders in women with late luteal phase dysphoric disorder. *Journal of Affective Disorders, 20* (2), 129–134. doi: 10.1016/0165-0327(90)90126-S

Pearlstein, T. B. & Steiner, M. (2008). Premenstrual dysphoric disorder: burden of illness and treatment update. *Journal of Psychiatry and Neuroscience, 33* (4), 291–301.

Perkonigg, A., Yonkers, K. A., Pfister, H., Lieb, R. & Wittchen, H. U. (2004). Risk factors for premenstrual dysphoric disorder in a community sample of young women: the role of traumatic events and posttraumatic stress disorder. *Journal of Clinical Psychiatry, 65* (10), 1314–1322. doi: 10.4088/JCP.v65n1004

Pinto-Gouveia, J., Galhardo, A., Cunha, M. & Matos, M. (2012). Protective emotional regulation processes towards adjustment in infertile patients. *Human Fertility (Cambridge), 15* (1), 27–34. doi: 10.3109/14647273.2011.654310

Potter, J., Bouyer, J., Trussell, J. & Moreau, C. (2009). Premenstrual syndrome prevalence and fluctuation over time: results from a French population-based survey. *Journal of Women's Health (Larchmt), 18* (1), 31–39. doi: 10.1089/jwh.2008.0932

Reck, C. (2008). Depressionen und Angststörungen im Peripartalzeitraum: Epidemiologie, Mutter-Kind-Beziehung und Behandlungskonzept. *Nervenheilkunde, 27* (6), 499–505.

Reck, C., Klier, C. M., Pabst, K., Stehle, E., Steffenelli, U., Struben, K. et al. (2006). The German version of the Postpartum Bonding Instrument: psychometric properties and association with postpartum depression. *Archives of Women's Mental Health, 9* (5), 265–271. doi: 10.1007/s00737-006-0144-x

Reck, C., Stehle, E., Reinig, K. & Mundt, C. (2009). Maternity blues as a predictor of DSM-IV depression and anxiety disorders in the first three months postpartum. *Journal of Affective Disorders, 113* (1–2), 77–87. doi: 10.1016/j.jad.2008.05.003

Reynolds, F. (2002). Exploring self-image during hot flushes using a semantic differential scale: associations between poor self-image, depression, flush frequency and flush distress. *Maturitas, 42* (3), 201–207. doi: 10.1016/S0378-5122(02)00082-8
Richards, M., Rubinow, D. R., Daly, R. C. & Schmidt, P. J. (2006). Premenstrual symptoms and perimenopausal depression. *American Journal of Psychiatry, 163* (1), 133–137. doi: 10.1176/appi.ajp.163.1.133
Riecher-Rössler, A. & Heck, A. (2012). Psychopharmakotherapie in Schwangerschaft und Stillzeit. In A. Riecher-Rössler (Hrsg.), *Psychische Erkrankungen in Schwangerschaft und Stillzeit* (S. 69–89). Basel: Karger.
Rini, C. K., Dunkel-Schetter, C., Wadhwa, P. D. & Sandman, C. A. (1999). Psychological adaptation and birth outcomes: the role of personal resources, stress, and sociocultural context in pregnancy. *Health Psychology, 18* (4), 333–345. doi: 10.1037/0278-6133.18.4.333
Rodstrom, K., Bengtsson, C., Lissner, L., Milsom, I., Sundh, V. & Bjorkelund, C. (2002). A longitudinal study of the treatment of hot flushes: the population study of women in Gothenburg during a quarter of a century. *Menopause, 9* (3), 156–161. doi: 10.1097/00042192-200205000-00003
Rohde, A. & Schaefer, C. (2009). *Psychopharmaka in der Schwangerschaft und Stillzeit. Möglichkeiten und Grenzen*. Stuttgart: Thieme.
Rossouw, J. E., Anderson, G. L., Prentice, R. L., LaCroix, A. Z., Kooperberg, C., Stefanick, M. L. et al. (2002). Risks and benefits of estrogen plus progestin in healthy postmenopausal women: principal results From the Women's Health Initiative randomized controlled trial. *JAMA, 288* (3), 321–333. doi: 10.1001/jama.288.3.321
Rotem, M., Kushnir, T., Levine, R. & Ehrenfeld, M. (2005). A psycho-educational program for improving women's attitudes and coping with menopause symptoms. *Journal of Obstetric, Gynecologic, and Neonatal Nursing, 34* (2), 233–240. doi: 10.1177/0884217504274417
Saisto, T., Salmela-Aro, K., Nurmi, J. E., Kononen, T. & Halmesmaki, E. (2001). A randomized controlled trial of intervention in fear of childbirth. *Obstetrics and Gynecology, 98* (5, Part 1), 820–826. doi: 10.1016/S0029-7844(01)01552-6
Schmidt, L. (2006). Psychosocial burden of infertility and assisted reproduction. *Lancet, 367* (9508), 379–380. doi: 10.1016/S0140-6736(06)68117-8
Sewall, G. & Hammer Burns, L. (2006). Involuntary childlessness. In S. N. Covington & L. Hammer Burns (Eds.), *Infertility counseling* (2nd ed., pp. 411–427). New York: Cambridge University Press.
Shah, N. R., Jones, J. B., Aperi, J., Shemtov, R., Karne, A. & Borenstein, J. (2008). Selective serotonin reuptake inhibitors for premenstrual syndrome and premenstrual dysphoric disorder: a meta-analysis. *Obstetrics and Gynecology, 111* (5), 1175–1182. doi: 10.1097/AOG.0b013e31816fd73b
Soares, C. N. (2008). Depression during the menopausal transition: window of vulnerability or continuum of risk? *Menopause, 15* (2), 207–209. doi: 10.1097/gme.0b013e31816381e9
Soares, C. N. & Zitek, B. (2008). Reproductive hormone sensitivity and risk for depression across the female life cycle: a continuum of vulnerability? *Journal of Psychiatry and Neuroscience, 33* (4), 331–343.
Speroff, L. & Fritz, M. A. (2011). *Clinical gynecologic endocrinology and infertility*. Philadelphia, PA: Lippincott Williams & Wilkins.
Spiegelhalder, K., Backhaus, J. & Riemann, D. (2011). *Schlafstörungen* (2., überarb. Aufl.). Göttingen: Hogrefe.

Spielberger, C., Gorusch, R., Lushene, R.D., Vagg, P.R. & Jacobs, G.A. (1996). *Manual for the State-Trait Anxiety Inventory (self-evaluation questionnaire)*. Palo Alto, CA: Consulting Psychologists Press.

Spinelli, M.G. (1997). Interpersonal psychotherapy for depressed antepartum women: a pilot study. *American Journal of Psychiatry, 154* (7), 1028–1030.

Steiner, M., Macdougall, M. & Brown, E. (2003). The premenstrual symptoms screening tool (PSST) for clinicians. *Archives of Women's Mental Health, 6* (3), 203–209. doi: 10.1007/s00737-003-0018-4

Stuart, S. & O'Hara, M.W. (1995). Interpersonal psychotherapy for postpartum depression: a treatment program. *Journal of Psychotherapy Practice and Research, 4* (1), 18–29.

Svartvik, L., Lidfeldt, J., Nerbrand, C., Samsioe, G., Schersten, B. & Nilsson, P.M. (2000). Dyslipidaemia and impaired well-being in middle-aged women reporting low Sense of Coherence. The Women's Health in the Lund Area (WHLA) Study. *Scandinavian Journal of Primary Health Care, 18* (3), 177–182. doi: 10.1080/028134300453395

Thacker, H.L. (2011). Assessing risks and benefits of nonhormonal treatments for vasomotor symptoms in perimenopausal and postmenopausal women. *Journal of Women's Health (Larchmt), 20* (7), 1007–1016. doi: 10.1089/jwh.2010.2403

Thurston, R.C. & Joffe, H. (2011). Vasomotor symptoms and menopause: findings from the Study of Women's Health across the Nation. *Obstetrics and Gynecology Clinics of North America, 38* (3), 489–501. doi: 10.1016/j.ogc.2011.05.006

Trautmann-Villalba, P., Gschwendt, M., Schmidt, M.H. & Laucht, M. (2006). Father-infant interaction patterns as precursors of children's later externalizing behavior problems: a longitudinal study over 11 years. *European Archives of Psychiatry and Clinical Neuroscience, 256* (6), 344–349. doi: 10.1007/s00406-006-0642-x

Tschudin, S. (2005). Die Frau mit prämenstruellem Syndrom. In A. Riecher-Rössler & J. Bitzer (Hrsg.), *Frauengesundheit* (S. 419–428). München: Elsevier.

Tschudin, S., Bertea, P.C. & Zemp, E. (2010). Prevalence and predictors of premenstrual syndrome and premenstrual dysphoric disorder in a population-based sample. *Archives of Women's Mental Health, 13* (6), 485–494. doi: 10.1007/s00737-010-0165-3

Urech, C., Fink, N.S., Hoesli, I., Wilhelm, F.H., Bitzer, J. & Alder, J. (2010). Effects of relaxation on psychobiological wellbeing during pregnancy: a randomized controlled trial. *Psychoneuroendocrinology, 35* (9), 1348–1355. doi: 10.1016/j.psyneuen.2010.03.008

Vaitl, D. & Petermann, F. (2000). *Handbuch der Entspannungsverfahren. Band 1: Grundlagen und Methoden* (2. Aufl.). Weinheim: Psychologie Verlags Union.

van den Akker, O.B., Eves, F.F., Service, S. & Lennon, B. (1995). Menstrual cycle symptom reporting in three British ethnic groups. *Social Science and Medicine, 40* (10), 1417–1423. doi: 10.1016/0277-9536(94)00265-U

Verhaak, C.M. & Hammer Burns, L. (2006). Behavioral medicine approach to infertility counseling. In S.N. Covington & L. Hammer Burns (Eds.), *Infertility counseling* (2nd ed., pp. 169–195). New York: Cambridge University Press.

Verhaak, C.M., Smeenk, J.M., Evers, A.W., Kremer, J.A., Kraaimaat, F.W. & Braat, D.D. (2007). Women's emotional adjustment to IVF: a systematic review of 25 years of research. *Human Reproduction Update, 13* (1), 27–36. doi: 10.1093/humupd/dml040

Verhaak, C.M., Smeenk, J.M., van Minnen, A., Kremer, J.A. & Kraaimaat, F.W. (2005). A longitudinal, prospective study on emotional adjustment before, during and after consecutive fertility treatment cycles. *Human Reproduction, 20* (8), 2253–2260. doi: 10.1093/humrep/dei015

Vigod, S. N., Ross, L. E. & Steiner, M. (2009). Understanding and treating premenstrual dysphoric disorder: an update for the women's health practitioner. *Obstetrics and Gynecology Clinics of North America, 36* (4), 907–924. doi: 10.1016/j.ogc.2009.10.010

von Bültzingslöwen, K., Pfeifer, M. & Kröner-Herwig, B. (2006). Ein kognitiv-verhaltenstherapeutisches Gruppentraining für Frauen mit Wechseljahresbeschwerden – Ergebnisse einer kontrollierten Gruppenstudie. *Verhaltenstherapie, 16*, 184–192. doi: 10.1159/000094830

White, L., McQuillan, J., Greil, A. L. & Johnson, D. R. (2006). Infertility: testing a helpseeking model. *Social Science and Medicine, 62* (4), 1031–1041. doi: 10.1016/j.socscimed.2005.11.012

Wilken, B. (2006). *Methoden der kognitiven Umstrukturierung*. Stuttgart: Kohlhammer.

Williams, K. E., Marsh, W. K. & Rasgon, N. L. (2007). Mood disorders and fertility in women: a critical review of the literature and implications for future research. *Human Reproduction Update, 13* (6), 607–616. doi: 10.1093/humupd/dmm019

Wirz-Justice, A., Bader, A., Frisch, U., Stieglitz, R. D., Alder, J., Bitzer, J. et al. (2011). A randomized, double-blind, placebo-controlled study of light therapy for antepartum depression. *Journal of Clinical Psychiatry, 72* (7), 986–993. doi: 10.4088/JCP.10m06188blu

Wischmann, T. H. (2010). Sexual disorders in infertile couples. *Journal of Sexual Medicine, 7* (5), 1868–1876. doi: 10.1111/j.1743-6109.2010.01717.x

Wisner, K. L., Moses-Kolko, E. L. & Sit, D. K. (2010). Postpartum depression: a disorder in search of a definition. *Archives of Women's Mental Health, 13* (1), 37–40. doi: 10.1007/s00737-009-0119-9

Wisner, K. L., Parry, B. L. & Piontek, C. M. (2002). Postpartum Depression. *New England Journal of Medicine, 347* (3), 194–199. doi: 10.1056/NEJMcp011542

Wittchen, H. U., Becker, E., Lieb, R. & Krause, P. (2002). Prevalence, incidence and stability of premenstrual dysphoric disorder in the community. *Psychological Medicine, 32* (1), 119–132. doi: 10.1017/S0033291701004925

Worden, W. (1991). *Grief, counseling and grief therapy* (2nd ed.). London: Routledge.

Yonkers, K. A., O'Brien, P. M. & Eriksson, E. (2008). Premenstrual syndrome. *Lancet, 371* (9619), 1200–1210. doi: 10.1016/S0140-6736(08)60527-9

7 Anhang

Revidierter PMS-Fragebogen[1]				
Viele Frauen berichten im Verlauf ihres Zyklus' psychische und körperliche Veränderungen. Wir haben im Folgenden Beispiele für solche Veränderungen aufgelistet. Bitte beantworten Sie, ob Sie diese Veränderungen *im Moment/üblicherweise vor dem Beginn Ihrer Periode* an sich wahrnehmen und wie beeinträchtigend diese Veränderungen für Sie sind.				
	trifft nicht zu	**trifft kaum zu**	**trifft mäßig zu**	**trifft stark zu**
1. Ich habe eine deutlich schlechtere Stimmung als sonst	0	1	2	3
2. Ich fühle mich hoffnungsloser als sonst	0	1	2	3
3. Ich fühle mich wertloser als sonst	0	1	2	3
4. Ich verspüre eine stärkere Angst als sonst	0	1	2	3
5. Ich verspüre eine stärkere Anspannung als sonst	0	1	2	3
6. Ich habe das Gefühl, gegenüber der sonstigen Zeit gereizter zu sein	0	1	2	3
7. Ich fühle mich plötzlich traurig	0	1	2	3
8. Ich fange plötzlich an zu weinen	0	1	2	3
9. Ich bin empfindlicher gegenüber Zurückweisungen als sonst	0	1	2	3
10. Ich bin häufiger wütend als sonst	0	1	2	3
11. Es kommt häufiger zu Streit als sonst	0	1	2	3
12. An Dingen, die ich sonst gerne tue, habe ich weniger Interesse (z. B. Arbeit, Schule, Hobbys)	0	1	2	3
13. Es kommt mir so vor, als könnte ich mich schlechter konzentrieren als sonst	0	1	2	3

1 © Ditzen, Nussbeck, Drobnjak, Spörri, Wüest und Ehlert (2011). Abdruck erfolgt mit Genehmigung der Autoren.

	trifft nicht zu	trifft kaum zu	trifft mäßig zu	trifft stark zu
15. Ich bin energieloser als sonst	0	1	2	3
16. Mein Essverhalten ist anders (ich esse mehr oder weniger) als sonst	0	1	2	3
17. Ich habe Appetit auf andere Lebensmittel als sonst	0	1	2	3
18. Mein Schlafbedürfnis ist anders (ich schlafe mehr oder weniger) als sonst	0	1	2	3
19. Ich habe gegenüber sonst das Gefühl, weniger Kontrolle zu haben	0	1	2	3
20. Ich spüre ein Spannen in der Brust	0	1	2	3
21. Meine Brust ist empfindlicher als sonst	0	1	2	3
22. Meine Brust fühl sich geschwollen an	0	1	2	3
23. Ich habe Kopfschmerzen	0	1	2	3
24. Ich habe Gelenkschmerzen	0	1	2	3
25. Ich habe Muskelschmerzen	0	1	2	3
26. Ich komme mir dicker vor als sonst	0	1	2	3
27. Ich wiege mehr als sonst	0	1	2	3
Diese Symptome beeinträchtigen mich ...	**gar nicht**	**kaum**	**mäßig**	**stark**
28. ... im Arbeitsbereich/in der Schule	0	1	2	3
29. ... in sozialen Aktivitäten	0	1	2	3
30. ... in Beziehungen zu anderen	0	1	2	3

Depression-Angst-Stress-Skala für die Peripartalzeit (DASS-P)[2]

Die folgenden Fragen helfen Ihrem Arzt oder Ihrer Hebamme, mögliche emotionale Beschwerden vor und nach der Geburt frühzeitig zu erkennen. Bitte lesen Sie die einzelnen Aussagen sorgfältig durch und kreuzen Sie die Antwort an, die Ihrem Befinden in den *letzten beiden Wochen* am besten entspricht! Es gibt keine „richtigen" oder „falschen" Antworten.

Während der letzten beiden Wochen ...	**nie**	**manchmal**	**oft**	**sehr oft**
1. ... hatte ich jegliches Interesse verloren.	☐	☐	☐	☐
2. ... schien es mir unmöglich, positive Gefühle zu empfinden.	☐	☐	☐	☐
3. ... fühlte ich mich als Person wertlos.	☐	☐	☐	☐
4. ... fand ich kein Vergnügen und keine Freude an den Dingen, die ich tat.	☐	☐	☐	☐
5. ... hatte ich das Gefühl, dass es nichts gibt, worauf ich mich freuen kann.	☐	☐	☐	☐
6. ... machte ich mir Sorgen über Situationen, in denen ich panisch reagieren oder mich blamieren könnte.	☐	☐	☐	☐
7. ... hatte ich ohne ersichtlichen Grund Angst.	☐	☐	☐	☐
8. ... war ich kurz davor, panisch zu reagieren.	☐	☐	☐	☐
9. ... befürchtete ich, mich könnte eine einfache aber unbekannte Aufgabe umwerfen.	☐	☐	☐	☐
10. ... gab es Situationen, die mich so ängstlich machten, dass ich erleichtert war, wenn die Situationen vorüber waren.	☐	☐	☐	☐
11. ... konnte ich es nur schwer tolerieren, wenn ich unterbrochen wurde.	☐	☐	☐	☐
12. ... war ich aufgeregt und aufgewühlt.	☐	☐	☐	☐
13. ... war ich ständig in einem nervös-angespannten Zustand.	☐	☐	☐	☐
14. ... konnte ich mich nur schwer wieder beruhigen, nachdem mich etwas aufgeregt hatte.	☐	☐	☐	☐
15. ... war ich sehr empfindlich, reizbar und missgelaunt.	☐	☐	☐	☐

Bitte kontrollieren Sie noch einmal, ob Sie alle Fragen beantwortet haben.
Vielen Dank!

2 © Martini, Einbock, Wintermann, Klotsche, Junge-Hoffmeister und Hoyer (2009). Abdruck erfolgt mit Genehmigung der Autoren.

Symptomtagebuch für PMS

Anleitung: Tragen Sie täglich im Symptomtagebuch ein, wie Sie sich fühlen. Sofern Sie Beschwerden haben, verwenden Sie die folgenden Abkürzungen:

A = Angst, Anspannung
D = Depression, Hoffnungslosigkeit
I = Interesseverlust
Sch = Schlafstörungen
Ag = Aufgedunsensein
G = Gereiztheit
K = Konzentrationsprobleme
Sz = Periodenschmerz

Schwere der Beschwerden: 1 = wenig bis **5** = extrem schwer

Kalendertag	1	2	3	4	5	6	7	8	9	10	11	12	13
Monat ________													
Periodenblutung													
Monat ________													
Periodenblutung													
Monat ________													
Periodenblutung													
Monat ________													
Periodenblutung													
Monat ________													
Periodenblutung													
Monat ________													
Periodenblutung													

B = Brustspannen
H = Appetitveränderungen
Kz = Kopfschmerzen
T = Stimmungsschwankungen

Be = Beeinträchtigung
M = Müdigkeit
S = verändertes sexuelles Interesse
An = Anderes: ______________

14	15	16	17	18	19	20	21	22	23	24	25	26	27	28	29	30	31

Fragebogen zu Kinderwunsch und Lebensqualität (FertiQoL)[3]

Bitte kreuzen Sie bei jeder Frage die Antwort an, die Ihren Gedanken und Gefühlen am ehesten entspricht. Beziehen Sie bei Ihren Antworten Ihre derzeitigen Gedanken und Gefühle ein. Die Fragen über Ihr Privatleben sind notwendig, um alle Aspekte Ihres Lebens adäquat messen zu können.

Bitte beantworten Sie die mit Sternchen (*) markierten Fragen nur dann, wenn Sie einen Partner haben.

Kreuzen Sie bei jeder Frage die Antwort an, die Ihren derzeitigen Gedanken und Gefühlen am ehesten entspricht.		Sehr schlecht	Schlecht	Weder gut noch schlecht	Gut	Sehr gut
A	Wie würden Sie Ihre Gesundheit beschreiben?	☐	☐	☐	☐	☐
Kreuzen Sie bei jeder Frage die Antwort an, die Ihren derzeitigen Gedanken und Gefühlen am ehesten entspricht.		**Sehr unzufrieden**	**Unzufrieden**	**Weder zufrieden noch unzufrieden**	**Zufrieden**	**Sehr zufrieden**
B	Sind Sie zufrieden mit Ihrer Lebensqualität?	☐	☐	☐	☐	☐
Kreuzen Sie bei jeder Frage die Antwort an, die Ihren derzeitigen Gedanken und Gefühlen am ehesten entspricht.		**Völlig**	**Sehr stark**	**Es geht**	**Nicht sehr**	**Überhaupt nicht**
Q1	Leiden Ihre Aufmerksamkeit und Konzentration, weil Ihre Gedanken um das Thema Unfruchtbarkeit kreisen?	☐	☐	☐	☐	☐
Q2	Haben Sie das Gefühl, dass Sie mit Ihren anderen Zielen und Plänen im Leben aufgrund Ihrer Fertilitätsstörungen nicht vorankommen?	☐	☐	☐	☐	☐
Q3	Fühlen Sie sich aufgrund Ihrer Fertilitätsstörungen ausgelaugt oder erschöpft?	☐	☐	☐	☐	☐
Q4	Glauben Sie, dass Sie Ihre Fertilitätsstörungen verkraften können?	☐	☐	☐	☐	☐
Kreuzen Sie bei jeder Frage die Antwort an, die Ihren derzeitigen Gedanken und Gefühlen am ehesten entspricht.		**Sehr unzufrieden**	**Unzufrieden**	**Weder zufrieden noch unzufrieden**	**Zufrieden**	**Sehr zufrieden**
Q5	Sind Sie zufrieden mit der Unterstützung, die Sie von Freunden wegen Ihrer Fertilitätsstörungen erhalten?	☐	☐	☐	☐	☐
*Q6	Sind Sie trotz Ihrer Fertilitätsstörungen zufrieden mit Ihrem Sexualleben?	☐	☐	☐	☐	☐
Kreuzen Sie bei jeder Frage die Antwort an, die Ihren derzeitigen Gedanken und Gefühlen am ehesten entspricht.		**Immer**	**Sehr oft**	**Ziemlich oft**	**Selten**	**Nie**
Q7	Verspüren Sie aufgrund Ihrer Fertilitätsstörungen Neid und Verbitterung?	☐	☐	☐	☐	☐
Q8	Überkommen Sie Kummer und/oder Verlustgefühle, weil Sie kein Baby (keine Kinder mehr) bekommen können?	☐	☐	☐	☐	☐

Kreuzen Sie bei jeder Frage die Antwort an, die Ihren derzeitigen Gedanken und Gefühlen am ehesten entspricht.		Immer	Sehr oft	Ziemlich oft	Selten	Nie
Q9	Schwanken Sie aufgrund Ihrer Fertilitätsstörungen zwischen Hoffnung und Verzweiflung hin und her?	☐	☐	☐	☐	☐
Q10	Sind Sie aufgrund Ihrer Fertilitätsstörungen von der Gesellschaft ausgegrenzt?	☐	☐	☐	☐	☐
*Q11	Sind Sie und Ihr Partner trotz Ihrer Fertilitätsstörungen zärtlich zueinander?	☐	☐	☐	☐	☐
Q12	Leiden Ihre tägliche Arbeit oder Ihre Pflichten aufgrund Ihrer Fertilitätsstörungen?	☐	☐	☐	☐	☐
Q13	Fühlen Sie sich aufgrund Ihrer Fertilitätsstörungen unwohl in gesellschaftlichen Situationen wie im Urlaub oder bei Feierlichkeiten?	☐	☐	☐	☐	☐
Q14	Haben Sie das Gefühl, dass Ihre Familie versteht, was Sie durchmachen?	☐	☐	☐	☐	☐
Kreuzen Sie bei jeder Frage die Antwort an, die Ihren derzeitigen Gedanken und Gefühlen am ehesten entspricht.		**Extrem stark**	**Sehr**	**Mäßig**	**Etwas**	**Überhaupt nicht**
*Q15	Füllen Sie sich durch Ihren unerfüllten Kinderwunsch mit Ihrem Partner/Ihrer Partnerin stärker verbunden?	☐	☐	☐	☐	☐
Q16	Sind Sie aufgrund Ihrer Fertilitätsstörungen traurig und deprimiert?	☐	☐	☐	☐	☐
Q17	Haben Sie das Gefühl, aufgrund Ihrer Fertilitätsstörungen Menschen mit Kindern gegenüber minderwertig zu sein?	☐	☐	☐	☐	☐
Q18	Stört Sie Ihre Ermüdung/Erschöpfung aufgrund Ihres unerfüllten Kinderwunsches?	☐	☐	☐	☐	☐
*Q19	Haben sich Ihre Fertilitätsstörungen negativ auf Ihre Beziehung ausgewirkt?	☐	☐	☐	☐	☐
*Q20	Fällt es Ihnen schwer, sich mit Ihrem Partner über Ihre Gefühle zur Unfruchtbarkeit auszutauschen?	☐	☐	☐	☐	☐
*Q21	Sind Sie trotz Ihres unerfüllten Kinderwunsches zufrieden mit Ihrer Beziehung?	☐	☐	☐	☐	☐
Q22	Fühlen Sie sich einem gewissen gesellschaftlichen Druck ausgesetzt, (mehr) Kinder zu bekommen?	☐	☐	☐	☐	☐
Q23	Empfinden Sie aufgrund Ihrer Fertilitätsstörungen Zorn?	☐	☐	☐	☐	☐
Q24	Empfinden Sie aufgrund Ihrer Fertilitätsstörungen Schmerzen und körperliches Unbehagen?	☐	☐	☐	☐	☐

FertiQoL – Optionales Behandlungsmodul

Haben Sie eine Fertilitätsbehandlung angefangen (d. h. auch eine medizinische Beratung oder Intervention)? Wenn ja, beantworten Sie bitte die folgenden Fragen. Bitte kreuzen Sie bei jeder Frage die Antwort an, die Ihren Gedanken und Gefühlen am ehesten entspricht. Beziehen Sie bei Ihren Antworten Ihre derzeitigen Gedanken und Gefühle ein. Die Fragen über Ihr Privatleben sind notwendig, um alle Aspekte Ihres Lebens adäquat messen zu können.

Kreuzen Sie bei jeder Frage die Antwort an, die Ihren derzeitigen Gedanken und Gefühlen am ehesten entspricht.		Immer	Sehr oft	Ziemlich oft	Selten	Nie
T1	Wirkt sich Ihre Fertilitätsbehandlung negativ auf Ihre Gemütsverfassung aus?	☐	☐	☐	☐	☐
T2	Gibt es medizinische Fertilitätsangebote, auf die Sie gerne zugreifen würden?	☐	☐	☐	☐	☐
Kreuzen Sie bei jeder Frage die Antwort an, die Ihren derzeitigen Gedanken und Gefühlen am ehesten entspricht.		**Extrem stark**	**Sehr**	**Mäßig**	**Etwas**	**Überhaupt nicht**
T3	Wie kompliziert ist der Umgang mit dem Verfahren und/oder der Verabreichung der Medikation für Ihre Fertilitätsbehandlung(en)?	☐	☐	☐	☐	☐
T4	Stören Sie die Auswirkungen der Behandlung in Bezug auf Ihre täglichen oder beruflichen Aktivitäten?	☐	☐	☐	☐	☐
T5	Haben Sie das Gefühl, dass die Reproduktionsmediziner und ihr Team verstehen, was Sie durchmachen?	☐	☐	☐	☐	☐
T6	Stören Sie die körperlichen Nebenwirkungen der Kinderwunsch- und Hormonbehandlung?	☐	☐	☐	☐	☐
Kreuzen Sie bei jeder Frage die Antwort an, die Ihren derzeitigen Gedanken und Gefühlen am ehesten entspricht.		**Sehr unzufrieden**	**Unzufrieden**	**Weder zufrieden noch unzufrieden**	**Zufrieden**	**Sehr zufrieden**
T7	Sind Sie zufrieden mit der Qualität der Leistungen/Einrichtungen, die Sie in Anspruch nehmen können, um Ihren emotionalen Bedürfnissen gerecht zu werden?	☐	☐	☐	☐	☐
T8	Wie würden Sie Ihre chirurgische(n) und/oder medizinische(n) Behandlung(en) bewerten?	☐	☐	☐	☐	☐
T9	Wie würden Sie die Qualität der Informationen bewerten, die Sie über Ihre Medikation, chirurgische und/oder medizinische Behandlung erhalten haben?	☐	☐	☐	☐	☐
T10	Sind Sie zufrieden mit Ihrer Beziehung zu den Reproduktionsmedizinern und deren Team?	☐	☐	☐	☐	☐

Edinburgh Postnatal Depression Scale (EPDS)[4]	
Name: ______________________________ Alter des jüngsten Kindes: ________	
Da Sie vor kurzem ein Kind geboren haben, würden wir gerne wissen, wie Sie sich in den letzten 7 Tagen gefühlt haben. Bitte markieren Sie die Antworten, indem Sie das Kästchen vor jener Antwortzeile ankreuzen, welche für Sie am ehesten zutrifft.	
Beispiel: Ich habe mich glücklich gefühlt ☐ Ja, die ganze Zeit ☐ Ja, die meiste Zeit ☐ Nein, nicht so oft ☐ Nein, überhaupt nicht	
1. In den letzten 7 Tagen konnte ich lachen und das Leben von der sonnigen Seite sehen ☐ so wie ich es immer konnte ☐ nicht ganz so wie sonst immer ☐ deutlich weniger als früher ☐ überhaupt nicht	2. In den letzten 7 Tagen konnte ich mich so richtig auf etwas freuen ☐ so wie immer ☐ etwas weniger als sonst ☐ deutlich weniger als früher ☐ kaum
3. In den letzten 7 Tagen fühlte ich mich unnötigerweise schuldig, wenn etwas schief lief ☐ ja, meistens ☐ ja, manchmal ☐ nein, nicht so oft ☐ nein, niemals	4. In den letzten 7 Tagen war ich aus nichtigen Gründen ängstlich und besorgt ☐ nein, überhaupt nicht ☐ selten ☐ ja, manchmal ☐ ja, häufig

4 © Cox et al. (1987); Wisner et al. (2002); Deutschsprachige Fassung: Bergant et al. (1998). Abdruck erfolgt mit Genehmigung der Autoren.

5. In den letzten 7 Tagen erschrak ich aus unerfindlichen Gründen leicht bzw. reagierte panisch

☐ ja, oft

☐ ja, manchmal

☐ nein, nicht oft

☐ nein, überhaupt nicht oft

6. In den letzten 7 Tagen überforderten mich verschiedene Umstände

☐ ja, die meiste Zeit war ich nicht in der Lage, damit fertig zu werden

☐ ja, manchmal konnte ich damit nicht fertig werden

☐ nein, die meiste Zeit konnte ich gut damit fertig werden

☐ nein, ich wurde so gut wie immer damit fertig

7. In den letzten 7 Tagen war ich so unglücklich, dass ich nicht schlafen konnte

☐ ja, die meiste Zeit

☐ ja, manchmal

☐ nein, nicht sehr oft

☐ nein, überhaupt nicht

8. In den letzten 7 Tagen habe ich mich traurig und schlecht gefühlt

☐ ja, die meiste Zeit

☐ ja, manchmal

☐ selten

☐ nein, überhaupt nicht

9. In den letzten 7 Tagen war ich so unglücklich, dass ich geweint habe

☐ ja, die ganze Zeit

☐ ja, manchmal

☐ nur gelegentlich

☐ nein, niemals

10. In den letzten 7 Tagen überkam mich der Gedanke, mir selbst Schaden zuzufügen

☐ ja, ziemlich oft

☐ manchmal

☐ kaum

☐ niemals

Symptomtagebuch für klimakterische Beschwerden

Füllen Sie dieses Tagebuch jeden Tag unmittelbar nach Auftreten der klimakterischen Beschwerden aus.

Datum/Tag	Beschwer-den	Wann? Wo?	Dauer	Gedanken	Gefühle	Verhalten	Einnahme	Gesund-heits-verhalten
							Medikamente: Suchtmittel:	
							Medikamente: Suchtmittel:	
							Medikamente: Suchtmittel:	

Hinweise zur Auswertung der Fragebögen

Testauswertung PMS-Fragebogen

Generell werden die Items 1 bis 27 addiert (Summenwert 0 = niedriger Gesamtwert; Summenwert 81 = hoher Gesamtwert). Je höher der Gesamtwert desto mehr prämenstruelle Symptome liegen vor.

Zudem können die einzelnen Items insgesamt 11 Symptomclustern, welche den diagnostischen Kriterien der PMDS entsprechen, zugeordnet werden (Cluster 1: Items 1–3; Cluster 2: Items 4–6; Cluster 3: Items 7–9; Cluster 4: Items 10,11; Cluster 5: Items 12; Cluster 6: Items 13; Cluster 7: Items 14,15; Cluster 8: Items 16,17; Cluster 9: Items 18; Cluster 10: Items 19; Cluster 11: Items 20–27), wobei die Itemwerte 0 „Cluster nicht vorhanden" und die Itemwerte 1-3 „Cluster vorhanden" bedeuten.

Die Items 28–30 messen, ob eine substanzielle Beeinträchtigung im Arbeits- Sozial- und Beziehungskontext vorliegen. Eine mässige oder starke Beeinträchtigung liegt vor, wenn eines der Items 28–30 ≥ 2 ist.

Die PMDD-Kriterien sind erfüllt, wenn mindestens 5 der Symptomcluster, davon mindestens 1 der Symptomcluster 1–4 und eine deutliche Beeinträchtigung vorliegt.

Depression-Angst-Stress-Skala für die Peripartalzeit (DASS-P)

Das Instrument umfasst folgende drei Skalen mit jeweils 5 Items:
- Depression (Fragen 1 bis 5)
- Angst (Fragen 6 bis 10)
- Stress (Fragen 11 bis 15)

Das Antwortformat ist vierstufig:

nie = 0, manchmal = 1, oft = 2, sehr oft = 3

Die Auswertung erfolgt durch *Bildung der Summe über alle Items*. Bei einem Summenwert über *5 Punkten* auf der Gesamtskala sollte eine weiterführende Diagnostik durchgeführt werden.

Testauswertung FertiQoL

Lebensqualitätsscores von 0 = niedrige Lebensqualität bis 100 = hohe Lebensqualität werden für die Skala *Fertilitätsbezogene Lebensqualität* und *Behandlungsbezogene Lebensqualität* sowie für die Subskalen berechnet.

Auswertungsschritte:
- Itemwerte 0 bis 4 vergeben, wobei ein hoher Wert eine höhere Lebensqualität bedeutet

- Items Q4, Q11, Q14, Q15, T2 und T5 umpolen
- Testwerte berechnen
  - *Skala Fertilitätsbezogene Lebensqualität:* aufsummieren aller 24 Q-Items, mit 25 multiplizieren und durch Anzahl Items (24) dividieren
  - *Emotionales Befinden:* aufsummieren von Q4, Q7, Q8, Q9, Q16, Q23, mit 25 multiplizieren und durch Anzahl Items dividieren
  - *Mind-Body:* aufsummieren von Q1, Q2, Q3, Q12, Q18, Q24, mit 25 multiplizieren und durch Anzahl Items dividieren
  - *Partnerschaft:* aufsummieren von Q6, Q11, Q15, Q19, Q20, Q21, mit 25 multiplizieren und durch Anzahl Items dividieren
  - *Sozial:* aufsummieren von Q5, Q10, Q13, Q14, Q17, Q22, mit 25 multiplizieren und durch Anzahl Items dividieren

  - *Skala Behandlungsbezogene Lebensqualität:* aufsummieren aller 10 T-Items, mit 25 multiplizieren und durch Anzahl Items dividieren
  - *Zufriedenheit mit der Behandlung:* aufsummieren von T2, T5, T7, T8, T9, T10, mit 25 multiplizieren und durch Anzahl Items dividieren
  - *Verträglichkeit:* aufsummieren von T1, T3, T4, T6, mit 25 multiplizieren und durch Anzahl Items dividieren

Cut-off Werte:
- für klinisch relevante Angst: < 58 (Skala *Fertilitätsbezogene Lebensqualität*)
- für klinisch relevante Depression: < 52 (Skala *Fertilitätsbezogene Lebensqualität*)

Edinburgh Postnatal Depression Scale (EPDS)

Die Antworten werden je nach Symptomschwere mit 0, 1, 2 und 3 bewertet. Für die Fragen 1, 2 und 4 gilt die Bewertung 0, 1, 2 und 3. Die Fragen 3, 5, 6, 7, 8, 9 und 10 sind spiegelbildlich konstruiert. Entsprechend gilt hier die Bewertung: 3, 2, 1 und 0.

Die Addition der einzelnen Items ergibt den Summenscore. Zahlreiche Studien haben verschiedene Cut-off-Werte evaluiert. Es gibt eine Übereinkunft, dass Frauen mit Werten ≥ 13 eine 60–100 %ige Wahrscheinlichkeit haben, an einer Depression erkrankt zu sein.

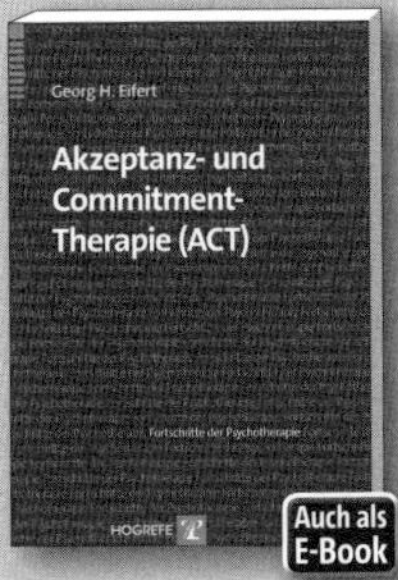

Georg H. Eifert

Akzeptanz- und Commitment-Therapie (ACT)

(Reihe: »Fortschritte der Psychotherapie«, Band 45)
2011, VII/102 Seiten
€ 19,95 / CHF 28,50
(Im Reihenabonnement
€ 15,95 / CHF 22,90)
ISBN 978-3-8017-2215-9

Das Buch liefert eine prägnante und leicht zugängliche Einführung in die Grundlagen und Strategien der Akzeptanz- und Commitment-Therapie (ACT).

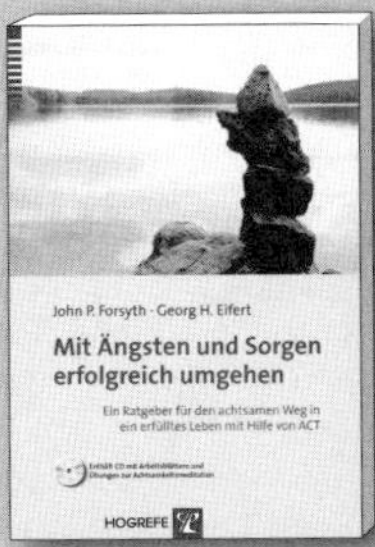

John P. Forsyth · Georg H. Eifert

Mit Ängsten und Sorgen erfolgreich umgehen

Ein Ratgeber für den achtsamen Weg in ein erfülltes Leben mit Hilfe von ACT

2010, 245 Seiten, Kleinformat, inkl. CD-ROM, € 24,95 / CHF 35,50
ISBN 978-3-8017-2249-4

Der Ratgeber liefert ein wirkungsvolles Selbsthilfeprogramm zum erfolgreichen Umgang mit Ängsten und Sorgen.

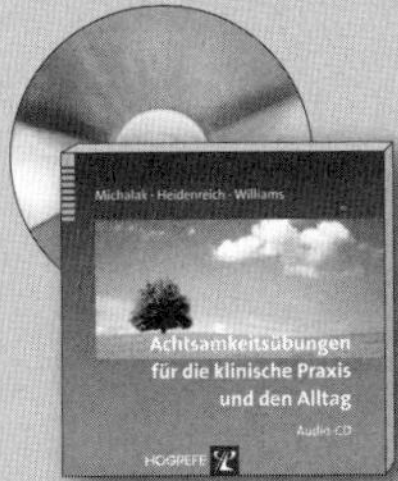

Johannes Michalak
Thomas Heidenreich
J. Mark G. Williams

Achtsamkeitsübungen für die klinische Praxis und den Alltag

Audio-CD

(Ratgeber zur Reihe »Fortschritte der Psychotherapie«)
2012, MP3-Dateien, € 14,95 / CHF 21,90
ISBN 978-3-8017-2444-3

Die Audio-CD (MP3-Dateien) enthält drei zentrale Achtsamkeitsübungen, die therapiebegleitend eingesetzt werden können und sich zudem für das Üben zu Hause eignen.

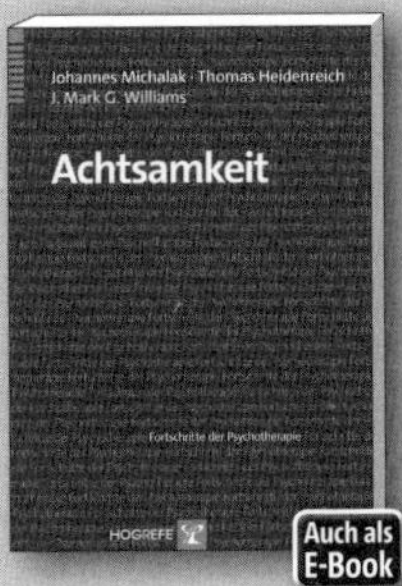

Johannes Michalak
Thomas Heidenreich
J. Mark G. Williams

Achtsamkeit

(Reihe: »Fortschritte der Psychotherapie«, Band 48)
2012, VI/83 Seiten,
€ 19,95 / CHF 28,50
(Im Reihenabonnement
€ 15,95 / CHF 22,90)
ISBN 978-3-8017-2236-4

Der Band gibt einen anwendungsbezogenen Überblick über die theoretischen Hintergründe und Methoden achtsamkeitsbasierter therapeutischer Arbeit.

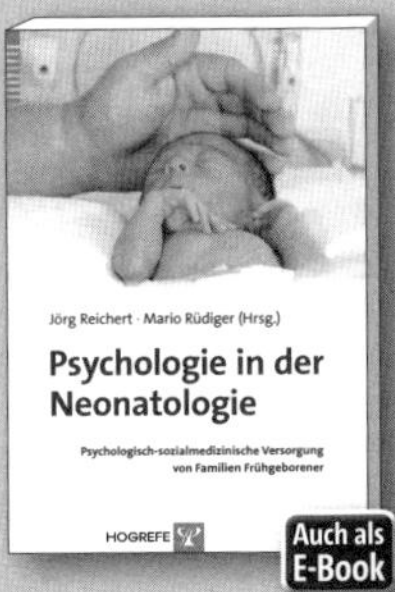

Jörg Reichert
Mario Rüdiger (Hrsg.)

Psychologie in der Neonatologie

Psychologisch-sozialmedizinische Versorgung von Familien Frühgeborener

2013, 278 Seiten,
€ 29,95 / CHF 39,90
ISBN 978-3-8017-2468-9

Das Buch diskutiert aktuelle Fragen der psychologisch-sozialmedizinischen Versorgung von Familien frühgeborener oder krank neugeborener Kinder.

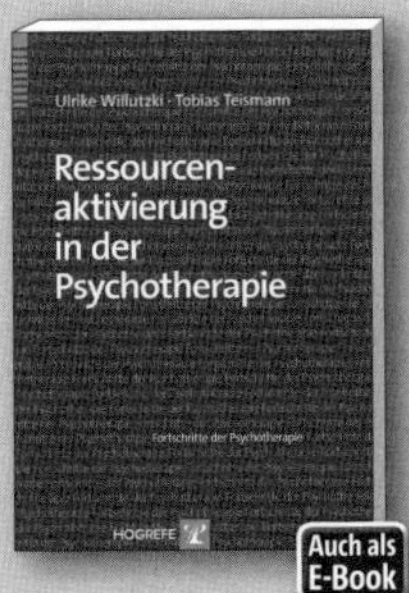

Ulrike Willutzki · Tobias Teismann

Ressourcen-aktivierung in der Psychotherapie

(Reihe: »Fortschritte der Psychotherapie«, Band 52)
2013, VI/95 Seiten,
€ 19,95 / CHF 28,50
(Im Reihenabonnement
€ 15,95 / CHF 22,90)
ISBN 978-3-8017-2130-5

Der Band vermittelt praxisorientiert das Potenzial ressourcenorientierten Arbeitens in Psychotherapie und Beratung.

HOGREFE

Hogrefe Verlag GmbH & Co. KG
Merkelstraße 3 · 37085 Göttingen · Tel.: (0551) 99950-0 · Fax: -111
E-Mail: verlag@hogrefe.de · Internet: www.hogrefe.de